Peter Kropmanns

Gauguin und die Schule von Pont-Aven

im Deutschland nach der Jahrhundertwende

Thorbecke Verlag
Sigmaringen 1997

Diese Publikation erscheint als Begleitheft zum Ausstellungskatalog ›Gauguin und die Schule von Pont-Aven‹ anläßlich der Ausstellung im Museum Würth, Künzelsau, vom 2. März bis 1. Juni 1997 und ist mit Mitteln der Adolf Würth GmbH & Co. KG veröffentlicht.

Fotografien:
Abb. 2: Friedrich Rosenstiel, Köln
Abb. 3: Board of Trustees, National Gallery of of Art, Washington, D.C.
Abb. 6: Musée des Beaux-Arts, Brest
Abb. 8: Staatliche Kunstsammlungen Dresden; © Ingeborg & Dr. Wolfgang Henze-Ketterer, Wichtrach/Bern
Abb. 9: Kunsthalle Bremen

Druck und Bindung:
Jan Thorbecke Verlag, Sigmaringen
ISBN 3-7995-3636-1

Inhalt

Gauguin und die Schule von Pont-Aven im Deutschland nach der Jahrhundertwende

»... denn oft kommen die guten Winde aus dem Ausland...«
Paul Gauguin, 1898

Die französische Avantgarde in der Nachfolge von Manet und der ›Nouvelle Peinture‹des Kreises um Monet, Pissarro und Renoir hat im Deutschland des frühen 20. Jahrhunderts ein großes Echo – leidenschaftlichen Zuspruch weniger und heftige Ablehnung vieler – hervorgerufen. Man kann sich heute nur schwer vorstellen, wieviel Irritation sie anfangs ausgelöst haben: Van Gogh und Cézanne, Signac, Seurat und ihre Gefolgschaft waren die heftig diskutierten Größen, die, kaum waren die Wogen der Empörung in Frankreich verebbt, mit einer gewissen zeitlichen Verzögerung sich ein zweites Mal, außerhalb des ›Hexagons‹, so auch hierzulande, behaupten mußten.

Es ist daher nicht übertrieben, ihre Befürworter im Deutschland der Kaiserzeit im gleichen Maße als Pioniere zu betrachten wie die Urheber der umstrittenen Bilder selbst. Einer überschaubaren Anzahl von Künstlerkollegen, Kunsthändlern, Sammlern, Kritikern und Museumsdirektoren ist es zu verdanken, daß ihre Kunst diesseits des Rheins ausgestellt und angekauft wurde, daß sich Künstler und interessiertes Publikum durch die Anregungen, die sie verschafften, und die Debatten, die sie ermöglichten, vom Joch des Akademismus befreien konnten.

In ihrer Gesamtheit fanden die bedeutenden in Frankreich wirkenden Maler des späten 19. Jahrhunderts und der Jahrhundertwende erst in den Jahren vor dem Ersten Weltkrieg – damals hatten bereits Matisse, Picasso, Delaunay und die italienischen Futuristen in die deutsche Kunstlandschaft nachhaltig Einzug gehalten – größere Anerkennung.[1] Dasselbe gilt für Gauguin, der in der epochalen Kölner Sonderbund-Ausstellung von 1912 mit zahlreichen Werken als eine der Leitfiguren der modernen Malerei gewürdigt wurde. Bereits einige Jahre zuvor hatte man begonnen, Bilder von ihm in Deutschland auszustellen, anzukaufen und zu sammeln. Schon 1906 unterstützte Harry Graf Kessler die Drucklegung der französischsprachigen und ersten Gauguin-Monographie überhaupt, jene von Jean de Rotonchamp, in Weimar gedruckt; der Berliner Verlag Bruno Cassirer veröffentlichte 1908 Gauguins *Noa Noa*.[2]

Einige weitsichtige, risikobereite, an Fortschritt durch internationalen Austausch in der Kunst Interessierte bemühten sich dann, daß Werke von Gauguin schon kurz nach der Jahrhundertwende nach Berlin, Hagen in Westfalen, München, Weimar, Frankfurt am Main, Dresden, Stuttgart, Karlsruhe und andere deutsche Kunstmetropolen kamen. Den Ausstellungsleitern der Berliner Secession, von Kunstvereinen, Museen und Galerien war es ebenso zu verdanken wie einer Reihe von Buch-, Feuilleton- und Zeitschriftenautoren, Privatsammlern sowie zwischen den Kulturen Frankreichs und Deutschlands Vermittelnden, daß Gauguin bald schon in einem Atemzuge genannt wurde mit Cézanne und van Gogh, den beiden anderen großen Anregern seiner Zeit.

Eine Geschichte der Präsenz und Rezeption Gauguins in Deutschland ist noch zu schreiben, doch lassen sich bereits jetzt die Konturen einer solchen mit einer Dokumentation nachzeichnen, wie sie hier versucht wurde. Ziel dieses Beitrags ist es, bedeutende Etappen der frühen Jahre einer solchen Geschichte zu rekapitulieren. Skizziert werden zunächst der Beginn einer Auseinandersetzung mit Gauguin und im weiteren die ersten Ausstellungen und Veröffentlichungen bis 1912. Anschließend soll ein Überblick verschafft werden über den Kreis früher deutscher Sammler. Dabei wird Wert darauf gelegt, die Bilder, um die es ging, nach Möglichkeit zu identifizieren.[3] Im Mittelpunkt stehen die Werke aus der Bretagne, Arbeiten, die im Finistère entstanden und von denen einige nun in der Ausstellung im Museum Würth zu sehen sind.[4] Nachgegangen wird aber auch dem Echo auf den Kreis um Gauguin, die Schule von Pont-Aven.[5]

Erste Kontakte – Der Pan, Strindberg und eine nicht zustandegekommene Gauguin-›Special-Ausstellung‹ in München 1895

Es ist wohl nicht mehr mit Sicherheit zu sagen, zu welchem Zeitpunkt Gauguin und die Schule von Pont-Aven erstmals in Deutschland Beachtung fanden, wer sie ›entdeckte‹. Doch es spricht vieles dafür, sich bei der Suche nach denen, die auf die Franzosen aufmerksam machten, auf den Kreis derer zu konzentrieren, die im Berlin der späten 1890er Jahre den *Pan* herausgaben. Dazu zählte der Kunstschriftsteller und -kritiker Julius Meier-Graefe (1867-1935). *(Abb. 1)*

Die von 1895 bis 1900 erschienene Zeitschrift setzte im deutschen Kulturleben der Jahrhundertwende inhaltlich Maßstäbe und bestimmte die künstlerische Entwicklung mit.

Abb. 1
Johann Lindner
Porträt Julius Meier-Graefe, 1906
Radierung als Illustration für
Nord und Süd, Breslau

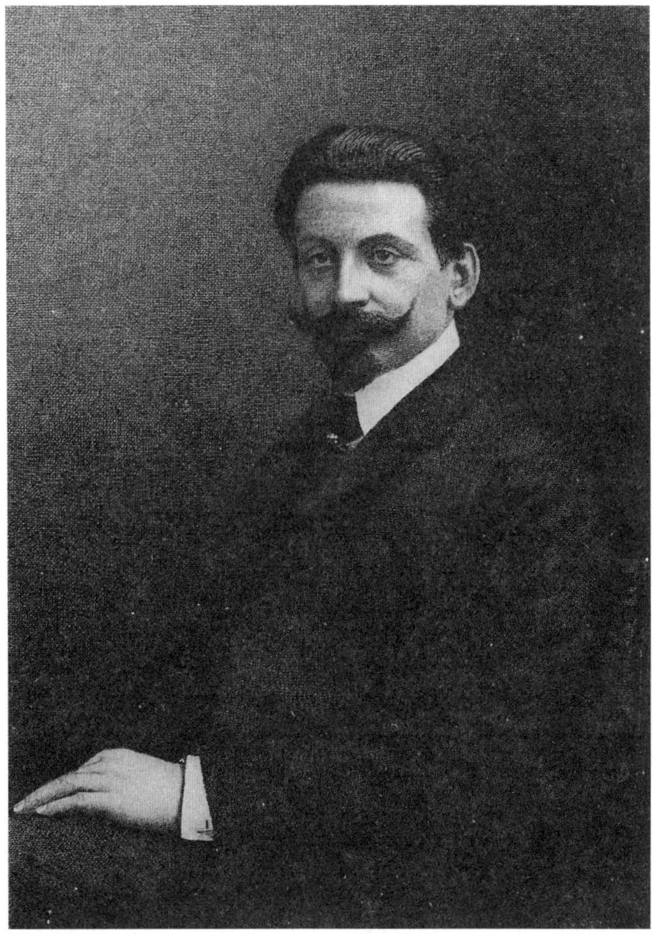

Noch vor der *Jugend* und dem *Simplicissimus* gegründet, wirkte der gleichermaßen den bildenden Künsten und dem Kunsthandwerk wie der Literatur gewidmete *Pan* wie ein Prisma des literarisch-künstlerischen Zeitgeistes. Seine Aufsätze widmeten sich der sezessionistischen Berliner ›Gruppe der Elf‹ ebenso wie Signacs Neo-Impressionismus und Beardsleys Illustrationen. Neben Artikeln zur Plakatkunst von Chéret bis Steinlen und van de Veldes Möbel bot er Kostproben von ›Fin-de-siècle‹-Prosa und -Lyrik sowie literaturgeschichtliche Essays, so zu Maeterlinck oder ›Verlaine und die Décadence‹.[6]

1895 fanden auch Gauguin, Bernard, Filiger und Séguin in der Berichterstattung des *Pan* Beachtung. Ihnen gewidmete monographische Artikel oder einen Essay über die Schule von Pont-Aven gab es zwar nicht, doch findet man ihre Namen in den Rubriken, in denen »Thatsachen aus dem jeweilig jüngst verflossenen Kunstleben« versammelt wurden. So hieß es im ersten Heft des *Pan*, das im April 1895 erschien:

»Im Hôtel Drouot zu Paris wurden kürzlich für 20 000 Francs Werke Paul Gauguins versteigert. Das Vorwort zu dem Auctionskatalog rührte von August Strindberg her. Gauguin beabsichtigt, wieder nach Tahiti zurückzukehren.«[7]

Gleichzeitig wurde auf die »Neuvième Exposition des Peintres Impressionistes (sic) et Sympolistes (sic) bei Le Barc de Boutteville« in Paris und auf die »Jahresausstellung der Libre Esthétique« in Brüssel hingewiesen.[8] Außerdem wurde berichtet:

»Seit Oktober 1894 erscheint in Paris, 9, rue de Varennes, als Dreimonatsschrift in 4° L'YMAGIER, eine künstlerisch-literarische Publikation von sehr merkwürdigem Charakter. Die beiden vorliegenden Hefte (Oktober 1894 und Januar 1895) machen den Eindruck von Raritätenkabinetten voll der absonderlichsten alten und neuen Curiositäten künstlerischer Art. Vor Allem (sic) sind es alte Holzschnitte, die wir in Menge sehen. Das erste Heft sammelt vornehmlich solche, die die Leidensgeschichte Christi zum Vorwurfe haben und giebt ferner eine Serie ›Les cavaliers‹. Daneben wunderlich archaisierende Arbeiten von Filiger, Emile Bernard etc. Text von Remy de Gourmont und Alfred Jarry.«

Zum zweiten Heft von *L'Ymagier* urteilte man an gleicher Stelle: »Sehr interessant sind die Arbeiten von A. Seguin, eine Originalzinkographie und ein Holzschnitt.«[9]

Obwohl bereits im ersten Heft auf Gauguin, Filiger, Bernard und Séguin aufmerksam gemacht wurde, entwickelte sich der *Pan* – sicherlich auch, weil der federführende Meier-Graefe bei anderen *Pan*diten mit seinem Programm schnell auf Widerstand stieß – nicht zu einem deutschen Sprachrohr Gauguins und der Schule von Pont-Aven. Es mußten nochmals zwei Jahre vergehen, bis Gauguin neben Redon und Munch eine weitere Würdigung zuteil wurde. In seinem Aufsatz ›Die Abendröte der Kunst‹ sprach Oscar A. H. Schmitz (Paris) 1897 von Gauguins *drames de la mer* (vgl. Katalog Nr. 10) als von »Votivtafeln auf den Altären der s y n t h e t i s c h e n Kunst«. Weiter hieß es: »Nicht überraschend waren ihm die Visionen dieser exotischen verschwenderischen Natur [Tahitis], denn schon die düstere bretonische Heimat, in welcher die nahe Lauheit des Golfstroms bisweilen eine Pinie entstehen läßt, ist unter seinem Pinsel oft zu hochroten Farbenbränden aufgeleuchtet.«[10]

In den neunziger Jahren besuchten der Norweger Edvard Munch und der Belgier Henry van de Velde in Paris und Brüssel Ausstellungen, in denen ihnen Werke Gauguins und seiner Gruppe imponierten. Munch war zuvor in Berlin gewesen und hatte von sich reden gemacht (›Affäre Munch‹, 1892); seine Kontakte zu Deutschland waren nicht abgerissen.

Van de Veldes Wirken in Deutschland stand dagegen erst noch bevor. Beide – der immer wieder nach Berlin zurückkehrende Munch und der Berlin erstmals 1897 besuchende van de Velde – würden um die Jahrhundertwende zu Katalysatoren im Berliner Kunstleben.[11]

Munch und van de Velde waren Exponenten eines engen Kreises deutscher und europäischer, am Austausch in der Kultur Interessierter, für die staatliche Grenzen kaum von Bedeutung waren. Zur Bohème der Reichshauptstadt gehörten eine Zeitlang innerhalb einer ganzen Clique auch August Strindberg und Stanislaw Przybyszewski. Sie verkehrten im ›Schwarzen Ferkel‹, unweit des Pariser Platzes in Berlin, ebenso wie ›chez Charlotte‹, in der Pariser Rue de La Grande-Chaumière. Der Schwede Strindberg, der Pole Przybyszewski und der Norweger Munch trafen in Berlin auf kosmopolitisch denkende Vertreter des Kunstlebens, in Paris neben einer Reihe anderer Künstler auch auf Slewinski und Willumsen. Strindberg knüpfte in Paris Kontakte zu Gauguin; die ›Closerie des lilas‹ wurde ihr Treffpunkt. Munch wiederum, der erstmals 1885 – mit einem Stipendium von Gauguins Schwager Frits Thaulow – nach Paris gekommen war, kannte auch Julien Leclercq, Organisator einer Ausstellung moderner französischer Künstler in Stockholm.[12] Strindberg und Munch lernten zudem Daniel de Monfreid, den Vertrauten und großen Sammler Gauguins kennen.[13] Das Netz der Kontakte war eng, der Austausch von Nachrichten intensiv.

So verwundert es nicht, daß es bereits 1895 eine gemeinsame Initiative Gauguins und Strindbergs gab, eine Gauguin-Ausstellung in München zu organisieren. Am 26. Mai 1895 schrieb Strindberg einen Brief an den Künstler Hermann Schlittgen, der in Berlin zum Ferkelkreis gezählt und auch in Paris dem Strindberg-Zirkel nahegestanden hatte:

»Sie waren früher der Kunstrichtung Edvard Munchs nicht ungeneigt. Deswegen erlaube ich mir Ihnen zu fragen ob Sie es jetzt Gelegenheit wäre eine Special-Ausstellung von Gauguin, den Meister dieser Richtung, und zwar in München, weil die Herren von Champs de Mars ihren Gauguin nicht in Berlin vertreten lassen wollten. (Verstehen Sie meinen schlechten Deutsch?). Ich habe die Absicht durch München zu passieren vielleicht Ende dieser Woche. Wenn Aussicht für Gauguin-Ausstellung dies Frühjahr ist, kommt Gauguin mit mir um die Sache zu arrangieren.«[14]

Schlittgen bemühte sich wohl, mußte aber nach Paris melden, daß die Sache nicht zustandekommen würde. Später erinnerte er sich daran: »Es gelang mir nicht. Nur der Buchhändler Littauer am Odeonsplatz war bereit, einige Bilder kommen zu lassen und auszustellen, aber sein Lokal, mehr ein Verkaufsladen, war zu klein und das Licht zu schlecht für die großen Formate Gauguins, und so zerschlug sich der Plan, und München kam um die Ehre, einen der ersten modernen Künstler zuerst in Deutschland gezeigt zu haben.«[15]

Gauguin in Berlin, München und Hagen 1901-1903

Einzelne Graphiken, vielleicht auch ein wenig spektakuläres Gemälde aus dem Frühwerk Gauguins könnten schon in diesen späten 1890er Jahren nach Deutschland und in private Hände gekommen sein. Eine der frühesten nachweisbaren Erwerbungen einer seiner Arbeiten für eine öffentliche Sammlung ist jedenfalls eine Lithographie *Manao Tupapau* (1894). Das auf ein auf Tahiti entstandenes Gemälde von 1892 zurückgehende Blatt kam schon 1901 in den Besitz des Berliner Kupferstichkabinetts.[16]

Ein weiterer Nachweis für den Beginn des Auftretens Gauguins in Deutschland ist mit der im Frühjahr 1903 gezeigten siebten Ausstellung der Berliner Secession verbunden. Gauguin lebte noch, als dort eine verkäufliche *Landschaft* von ihm zu betrachten war.[17] Damit war vielleicht erstmalig an exponierter Stelle ein Bild des Künstlers in Deutschland zu sehen. Emil Heilbut rezensierte die Ausstellung für die neue Zeitschrift *Kunst und Künstler* und kommentierte die *Landschaft*:

»Gauguin wirkte in Wien mit schönerer Farbe. Das Bild aus Tahiti, das von ihm hier ist, ist etwas kupfern.«[18]

In München tauchte Gauguin spätestens im Frühjahr/Sommer 1903 auf. Kandinsky hat in der 7. Ausstellung seiner Künstlergruppe ›Phalanx‹ die von Julius Meier-Graefe herausgegebene Mappe *Germinal* ausgelegt, welche Lithographien und Holzschnitte verschiedener französischer Künstler, darunter Gauguin, enthielt.[19]

Etwa zeitgleich, im Frühjahr 1903, bemühte sich Karl Ernst Osthaus bei dem Pariser Kunsthändler Ambroise Vollard in Paris um die Erwerbung von Werken Gauguins. Unter den Pionieren des deutschen Kunstlebens der Jahrhundertwende nahm Osthaus, der Gründer des Folkwang Museums im westfälischen Hagen, zweifellos eine hervorragende Stellung ein (*Abb. 2*). Er gilt als der erste deutsche Sammler, der Gauguin ins Museum brachte.[20] Als einer der ersten überhaupt, die Werke des Franzosen nach Deutschland holten, bezog er Bilder, die er für seine Villa – Haus Hohenhof – und das Museum erwarb, offenbar ausschließlich von Vollard.

Während im November/Dezember 1903 Druckgraphik von Gauguin in der 8. Ausstellung der Münchner ›Phalanx‹ zu sehen war, ließ Osthaus im Dezember 1903 mit Werken, die Vollard zur Ansicht geschickt und von denen Osthaus einige erworben hatte, eine Ausstellung mit sieben Gemälden bestücken.[21] Aus Anlaß dieser Ausstellung erschien am 19.12.1903 in der *Hagener Zeitung* ein Artikel von E. R. Weiß. Mit Bezug auf Mallarmé und Goethe, Strindberg und Gide gelang es Weiß einfühlsam, das Schaffen des Malerkollegen

Abb. 2
Bernhard Pankok
Porträt Karl Ernst Osthaus, 1918
Karl-Emst-Osthaus-Museum, Hagen i. W.
Foto: Friedrich Rosenstiel, Köln

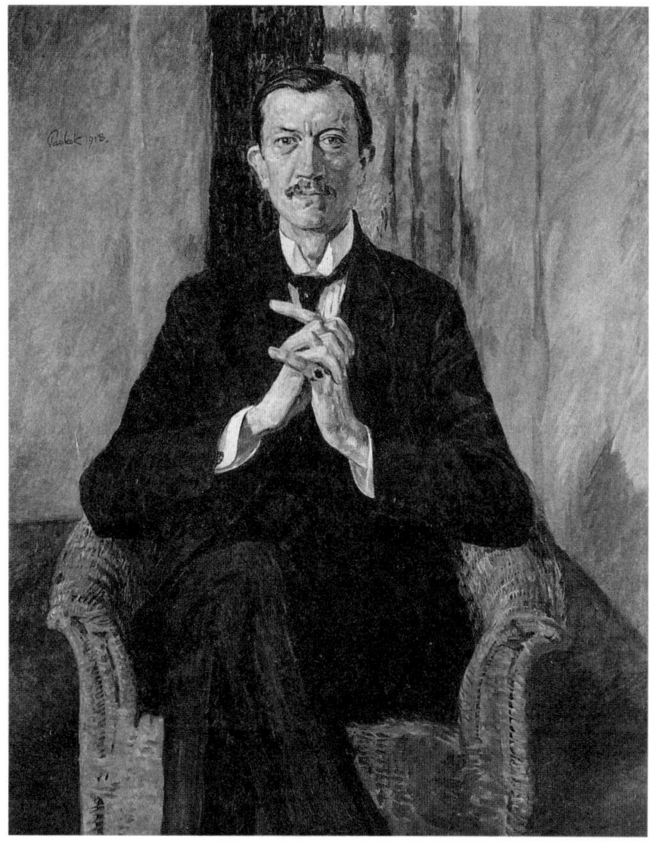

zu charakterisieren. Die Zeit, die Gauguin in Pont-Aven und Le Pouldu zubrachte, wurde dabei nicht angesprochen, so wie die sieben im Folkwang- Museum ausgestellten Gemälde, die Weiß nicht erwähnte, wohl hauptsächlich Werke aus der Südsee waren.[22]

Die Wirkung, die diese Ausstellung (zu dieser Jahreszeit) gehabt haben dürfte, wird weitestgehend lokal geblieben sein. Noch war das Museum, das Osthaus erst 1902 gegründet hatte, eine Art Geheimtip im Kreis der an moderner Kunst Interessierten. Seine überregionale Bedeutung errang es erst später.[23] Dennoch wird die Hagener Schau dazu beigetragen haben, daß Gauguin hierzulande größere Aufmerksamkeit zuteil wurde. Allerdings galt das frühe Interesse seinen Bildern aus der Südsee, Arbeiten, die auf Martinique, Tahiti und den Marquesas-Inseln entstanden waren. Nach und nach wurde bewußt, daß mehrere wesentliche Phasen in der Genese seines Schaffens mit Aufenthalten im bretonischen Finistère in Verbindung standen, daß zwischen dem Frühwerk Gauguins und den Bildern, die er in Übersee gemalt hatte, die Erfahrungen aus Pont-Aven und dem nahen Le Pouldu lagen. Diese Erkenntnis ist eng verbunden mit Veröffentlichungen eines der herausragenden Kunstschriftsteller und -kritiker jener Jahre, Julius Meier-Graefe.

Gauguin und die Schule von Pont-Aven in Schriften von Julius Meier-Graefe

In seinem Bändchen *Der moderne Impressionismus* hat Meier-Graefe 1903 neben den Neoimpressionisten, dem Impressionismus Japans und Henri de Toulouse-Lautrec auch Gauguin ein eigenes Kapitel gewidmet.[24] Dort betont er, auch wenn er nicht weiter darauf eingeht, das Innovative, das bereits den Werken des ersten bretonischen Aufenthalts von Gauguin eigen ist:

»Gauguin scheint mit dem Vorstellungsinhalt, dem er sich in Tahiti ergab, bereits auf die Welt gekommen zu sein. Vielleicht hat seine Abstammung einen Anteil daran. Man findet schon in den Studien, die er vor seiner ersten Reise nach Tahiti in der Bretagne (...) machte, Andeutungen seines Exotismus. Da sind Bäuerinnen, die dem Typus der Polynesier näher zu stehen scheinen als dem der Bretagne, Bäume von so sonderbarer Struktur, die nicht bei uns wachsen, Farben, wie sie unser Himmel nicht kennt.«[25]

Mit dieser lakonischen Notiz konnte der Leser zwar gewiß nicht viel anfangen, doch ließ sie sicherlich aufhorchen, zumal die Diskussionen um den Wert französischer moderner Malerei in vollem Gange waren.

Die Nachricht vom Tode Gauguins, der am 8. Mai 1903 auf den Marquesas starb, erreichte seine Freunde in Paris erst Ende August. Die Organisatoren des neugegründeten, am 31. Oktober zu eröffnenden Salon d'Automne reagierten schnell: Ihm zu Ehren wurde dort ein Raum mit sechs Gemälden des Künstlers eingerichtet. Vollard hatte parallel dazu eine Einzelausstellung mit 75 Werken arrangiert, darunter befanden sich 50 Gemälde.

In Deutschland war Gauguin zu dieser Zeit nur jenen Wenigen ein Begriff, die gezielt Ausstellungen zeitgenössischer Avantgardemalerei in Paris und Brüssel besucht hatten, jenen, die hin und wieder für wenige Tage in Paris Tuchfühlung mit der jungen Kunstszene nahmen, jenen sicherlich nicht besonders zahlreichen Lesern, die das schmale Bändchen Meier-Graefes bis dahin schon gefunden hatte.[26]

Bis die Meldung vom Tode des Franzosen auch in eine junge, zeitgenössischer Avantgarde-Kunst gegenüber aufgeschlossene deutsche Kunstzeitschrift – das in Berlin bei Bruno Cassirer verlegte Monatsheft *Kunst und Künstler* – drang, vergingen nochmals fünf Monate. Und sie bedurfte des Kommentars. Es war Meier-Graefe, der Anfang April 1904 schrieb:

»... Der Wert Gauguins kann den Deutschen, die seine Werke nicht kennen, ohne Abbildungen nicht deutlich gemacht werden. Hoffentlich bringt diese oder jene Secession bald eine Ausstellung, wie sie vor kurzem Vollard, der einzige Händler, der sich mit Gauguin befasste, veranstaltet hat. Hier kann nur auf den ausserordentlichen Einfluss hingewiesen werden, der von Gauguin ausging. An die Schule von Pont Aven nämlich, die aus Bernard, Séguin, Sérusier und vielen anderen noch weniger bekannten Künstlern bestand, schloss sich mehr oder weniger eng die ganze junge Generation Frankreichs an, die sich heute des Prestiges erfreut, die Nachfolgerschaft der Impressionisten anzutreten.«[27]

Ohne Zweifel stieß Meier-Graefes an prominenter Stelle veröffentlicher Wunsch in Deutschland auf Interesse. Auch seine auf Jahre ungemein diskutierte *Entwickelungsgeschichte der Modernen Kunst*, die im Frühsommer 1904 erschien, mag maßgeblich dazu beigetragen haben, Gauguin und die Schule von Pont-Aven nicht nur erstmalig vorzustellen und nachhaltig ins Bewußtsein zu führen, sondern mit ihrer Definition der Stellung, die sie innerhalb der jüngeren französischen Malerei einnahmen, auch tatsächlich neugierig zu machen, ihre Werke in Augenschein zu nehmen.[28]

Das berühmt gewordene Buch ist heute in einer späteren, schon im Aufbau stark veränderten Auflage bekannt. Will man nachvollziehen, welch reichhaltiges und – durch seine Hinweise auf Literatur und Privatsammler – auch durchaus praktisches Kompendium die *Entwickelungsgeschichte* dem zeitgenössischen Leser war, so muß man sich an ihre erste Auflage halten. Hier ist der Schule von Pont-Aven ein ganzes Kapitel gewidmet, das dem über Gauguin folgt. Meier-Graefe zeigt sich dabei nicht nur als exzellenter Kenner des Pariser Kunstlebens und bedeutsamer Veröffentlichungen zum Thema in Zeitschriften wie dem *Mercure de France* und *Occident*, die er in Fußnoten angibt, sondern auch als jemand, der offenbar keine Gelegenheit ausgelassen hat, sich Werke der betreffenden Künstler in Kunsthandlungen und Privatsammlungen anzusehen.[29] Meier-Graefe wußte zudem, daß seine deutschen Leser für folgenden Hinweis dankbar sein würden: »Von Museen rühmt sich bis heute nur das Folkwang Museum in Hagen, Gauguin zu besitzen, und zwar fünf Gemälde aus allen Zeiten, darunter mehrere bedeutende Bilder (...).«[30]

Das Kapitel ›Die Schule von Pont-Aven‹ beginnt Meier-Graefe mit einer Variation auf das Thema, das er bereits in seinem recht knappen Nachruf auf Gauguin für *Kunst und Künstler* angestimmt hatte:

»Der Einfluß Gauguins war und ist ungeheuer, ja, wenn man von den Führern des Impressionismus absieht, beispiellos. Dieser mit allen Reizen der Persönlichkeit ausgestattete, des gesprochenen und geschriebenen Wortes kundige Geist, der, wie seine Kunst, die Wahrheit mehr ahnen ließ als enthüllte und deshalb um so sicherer wirkte, wurde der Held der Generation, die seinen Altersgenossen nachfolgte.«[31]

Meier-Graefes metaphernreiche Sprache macht deutlich, welch bedeutende Rolle er Gauguin beimißt. Er scheut sich nicht, ihn gar als Begründer eines neuen Barbizon zu bezeichnen: »Daß Gauguins Werke für neu galten, versteht sich von selbst; aber daß seine Theorie wie eine ganz vom Himmel gefallene Offenbarung genommen wurde, scheint wie ein Rätsel. (...) Gauguin wurde das funkelnde Licht, das die Falter anzog. Dieser Autodidakt brachte es fertig, aus seinem Pont-Aven, wo er die ersten Jahre der Bretagner Zeit zubrachte, ein zweites Fontainebleau zu machen.«[32]

Neben Bernard, den er ausführlich würdigte, erwähnte er in diesem Kapitel auch Laval, Moret, Sérusier, de Hahn (sic), Verkade, Filiger, Chamaillard und Séguin, darüberhinaus Anquetin, Fauché, Schuffenecker und Roy sowie Amiet und Willumsen.

Meier-Graefe verdeutlicht, daß Pont-Aven zwar eine Art Exil darstellt hatte für jene Wenigen, die, der Enge des Pariser Kunstbetriebs zu entfliehen, in die Bretagne kamen, daß jedoch die revolutionären Ideen und Bilder, die dort entstanden waren, nach und nach und vor allem nachhaltig in die Kreise junger Künstler und Ateliers der hauptstädtischen Akademien vorgedrungen waren:

»Es ist wichtig, den unbedingten Zusammenhang all der Künstler, die heute die französische Malerei fortsetzen, mit der Schule Gauguins zu erkennen, trotzdem sie nicht nach Pont-Aven kamen. (...) So verschieden [sie] (...) sich dann entwickelt haben, der Ausgangspunkt war bei allen derselbe, und in den ersten Arbeiten, die der neuen Bahn zusteuern, ist der Gauguinsche Einfluß das gemeinschaftliche Band der Freunde.«

In diesem Zusammenhang betont er die Bedeutung der Ausstellung von Gauguin und seinem Kreis – der ›Groupe Impressionniste et Synthétiste‹ – bei der Weltausstellung 1889, die seiner Einschätzung nach »vollends den Sieg« entschieden hatte:

»Inmitten des falschen Prunks, des industriellen Trödels aller Nationen überraschte den Wanderer, der zufällig in das Café Volpini kam, wo die kleine Ausstellung stattfand, eine neue Welt. (...) Hier in dem kleinen Café, das die Jüngeren (...) eifrig besuchten, äußerte sich auf diesem riesigen Weltmarkt die einzige Kunst, die den großen Eisenwundern Eiffels nicht vollkommen fremd gegenüberstand.«

In der von der *Frankfurter Zeitung* veröffentlichten Besprechung der *Entwickelungsgeschichte* stellte Emil Schaeffer fest, daß »der in Deutschland fast unbekannte Paul Gauguin den

Jünglingen, die sich begeistert um diesen geborenen Führer scharten, ›die elementaren Begriffe des Raumschmuckes, der Dekoration im großen Stil zwar lebendig machte‹, daß er sie jedoch den durch Monet verknöcherten Impressionismus hassen lehrte, (...). Meier-Gräfe (sic)«, so fuhr der Rezensent fort, »hat als erster Deutscher auf die Bedeutung Gauguins und der ihm nahestehenden Schule von Pont Aven hingewiesen.«[33]

Tatsächlich war bis dahin selbst in Frankreich – von Ausstellungsbesprechungen und wenigen monographischen Artikeln abgesehen – noch nicht viel über die Schule von Pont-Aven publiziert worden. Erste Zeitschriftenbeiträge erschienen 1893 und 1903. Eine bedeutende Würdigung im Zusammenhang veröffentlichte Charles Chassé mit dem Buch *Gauguin et le groupe de Pont-Aven* erst 1921.

Wie fortschrittlich Meier-Graefe dachte, läßt sich abschließend mit einem Vergleich aufzeigen. Das Buch *Französische Malerei des 19. Jahrhunderts* von Karl Eugen Schmidt, 1903 in Leipzig verlegt, umfaßt 11 Kapitel, eines davon heißt ›Die Bretagne‹. Sein einleitender Satz: »Was vor fünfzig und sechzig Jahren der Wald von Fontainebleau (...) für die französische Malerei bedeutete, das ist im letzten Viertel des 19. Jahrhunderts die Bretagne geworden« klingt zwar verheißungsvoll, doch allein der Blick auf die Illustrationen läßt ahnen, daß Gauguin und die Seinen hier keine Beachtung finden. Uns erscheint es heute, als sei dem Autor ein wahres Kunststück gelungen, derart um den heißen Brei zu schleichen: Er erwähnt zwar die zahlreichen Künstlerkolonien »in Concarneau und Hennebont, in Pontaven und Roscoffe, auf Belle Ile und Bréhat«, doch von expliziten Hinweisen auf Gauguin, Bernard, Laval und den anderen fehlt jede Spur. Stattdessen werden Charles Cottet, Pascal Adolphe Dagnan-Bouveret, Lucien Simon und vergleichbare Maler gewürdigt, deren vielfach vom Realismus kommende, gleichsam ethnologisch orientierte, oft detailverliebte, nicht selten sentimentale Stimmungsbilder Szenen des bäuerlichen Lebens und solche schildern, die die Geschicke der Fischer betreffen. Schmidt zeigt sich über die Produktion in der Abteilung ›Bretagne‹ des alljährlichen Salons wohlunterrichtet. Er wägt dabei durchaus ab und vergißt auch nicht, die »unabhängigen und selbständigen Dränger und Stürmer«, die »jubelnden Koloristen« zu erwähnen. Daß er damit Maler wie Gauguin gemeint haben könnte, ist nicht auszuschließen, doch nicht einmal Monets Bilder der bizarren Klippen von Goulphar und der ›Nadeln‹ von Port-Coton sind ihm eine Erwähnung wert.[34]

Gauguin in Krefeld 1904

Wenige Monate nach der Hagener Ausstellung, die im Dezember 1903 sieben Gemälde Gauguins umfaßte, konnte im Frühjahr 1904 auch in Krefeld Werken des Künstlers begegnet werden. Das Kaiser-Wilhelm-Museum hatte in einer *Ausstellung formenschöner Erzeugnisse der Natur, Kunst und Technik*, genauer, in ihrer Abteilung ›Die Kunst der Gegenwart‹ vier Zeichnungen Gauguins versammelt:

Kat.nr.	320	*Madonna*, Zeichnung
	321	*Reiter*, Zeichnung
	322	*Reiter*, Zeichnung
	323	*Der Ruf*, Zeichnung[35]

Paul Vogt zufolge hat Osthaus von den Organisatoren der Krefelder Ausstellung anschließend die Zeichnungen von van Gogh und Gauguin in Hinblick auf einen Ankauf zur Ansicht erhalten; er erwarb aber nur eine Zeichnung von van Gogh.[36]

›Die Schule von Pont-Aven im Kunstverein‹, München 1904

Während in Krefeld lediglich vier Zeichnungen Gauguins ausgestellt waren, arrangierte man einige Monate später in München eine Gruppenausstellung mit Gemälden des Künstlers. Ob auf Meier-Graefes Anregung hin oder durch eine Koinzidenz: Eine der frühesten, wenn nicht die erste Möglichkeit, in Deutschland Kunst von Gauguin und einigen Schülern von Pont-Aven in ein und derselben Schau zu begegnen, gab es im Spätsommer 1904[37]; dem Kunstverein in München gebührt auch in diesem Falle der Lorbeer.[38] Die Ausstellung wurde offenbar am 20. August 1904 eröffnet und umfaßte 46 Gemälde.[39]

An exponierter Stelle wurden dem Münchner Publikum u.a. Gauguin, van Gogh, Bernard, Schuffenecker, Diriks, Friesz und Slewinski vorgestellt.[40]

Aus Rezensionen läßt sich schließen, daß ein Großteil der Exponate aus den Sammlungen von Claude-Emile und Amédée Schuffenecker stammte. Nach der Jahrhundertwende zählte der Maler Claude-Emile Schuffenecker (1851-1934) zu den dreißig bedeutenden Pariser Sammlern zeitgenössischer Kunst. Sein Bruder Amédée, ein Wein-, Cidre- und Champagnerhändler, übernahm um 1903/04 einen Teil seiner Kollektion.[41]

Ein Mitarbeiter der *Münchner Neuesten Nachrichten* ließ wissen:

»Die kleine Folge französischer Bilder, mit denen der Kunstverein soeben wieder eröffnet, wird aufrichtiges Entsetzen hervorrufen. Es wird auch nicht wohl möglich sein, dieses Entsetzen durch erklärende Worte aufzuheben, denn die Bilder sind in keiner Weise deutliche und vollständige Zeugnisse des tollkühnen Wollens, welches ihre Schöpfer mit flammender Leidenschaft erfüllte. Es sind zumeist nur kleine Bruchstücke, ja oft nur Abfälle aus dem Werke einer der merkwürdigsten Schulen, welche die Geschichte der Kunst verzeichnet, Tagebuchseiten gewissermaßen, die da und dort aus dem Zusammenhange gerissen sind und nun für sich dastehen, unverständlich und hilflos in ihrer Abgerissenheit, Unsinn für jeden, der das ganze Werk, seinen natürlichen Anfang und seinen fürchterlichen Schluß nicht kennt. Und trotz alledem müssen wir der Leitung des Kunstvereins großen, aufrichtigen Dank wissen dafür, daß sie uns wenigstens die vereinzelten Stücke aus dem Werke Gauguins und Vincent van Goghs gebracht hat (...). Es mag sein, daß sie manchen Künstler anregen, den Ansichten van Goghs und des Gauguin-Kreises nachzugehen, die wir im Folkwang-Museum zu Hagen und beim Grafen Keßler in Weimar an gültigeren Schöpfungen studieren können, und die für die moderne Dekoration mehr enthalten, als man beim ersten Anblick vermuten könnte. (...)

Paul Gauguin, all sein Lebtag ein Revolutionär, wurde im Revolutionsjahre 1848 zu Paris geboren. Seine Mutter war eine Kreolin aus Peru. Als Knabe nahm er schon Reißaus, ging zur See und führte ein Abenteurerleben, bis er sich verheiratete und als Bankbeamter in Paris sein Auskommen fand. Hier wurde er mit Pissaro (sic) bekannt und fing, bereits ein Dreißiger, an zu malen (...). Er erkannte schon nach wenigen Jahren, daß der Impressionismus nicht zur neuen Form führe, wandte sich schroff ab nicht nur von seinen bisherigen Genossen, sondern von Paris, von der ganzen modernen Kunst und von der Kultur. In dem welt- und gottverlassenen Neste Pont-Aven in der Bretagne führte er mit seinen Kumpanen ein Einsiedlerleben voll Arbeit, Kampf und Ringen nach künstlerischer Erkenntnis. Dort stellte sich eines Tages ein Strolch ein, der sich von Paris her durchgeschlagen hatte, indem er, statt der Zeche, in den Herbergen verwunderliche Malereien an die Wände pinselte. Es war Bernard, der nächst dem Meister und Führer Gauguin bald ein Held der tollen Bande von Pont-Aven werden sollte. Auch Schuffenecker gehörte dazu, doch hat sich sowohl er wie Bernard später von den Prinzipien Gauguins wieder entfernt, um einer gemeinverständlicheren Bildwirkung halber Kompromisse mit dem Pointillismus oder der französischen akademischen Malerei zu schließen. Das hier befindliche Bild von Bernard jedoch, der ›Jahrmarkt in der Bretagne‹ ist noch aus seiner guten Zeit und gibt einen Begriff von den Zielen, denen die Gemeinde von Pont-Aven zustrebte: in schroffer Abkehr von den zerteilenden, die Form auflösenden Tendenzen der fortgeschrittensten Pariser sollte eine Kunst der einfachen Linie, der großen Fläche und der tiefen, glutvollen Farbe gefunden werden. Letzten Endes mußte das auf eine neue Dekoration herauskommen, die den Primitiven von Florenz, die Cimabue und Giotto eher verwandt als allem Modernen – und doch ›wahnsinnig modern‹ war. (...)

(...) Vielleicht kann man in Schleißheim, wo die Marées-Bilder gerade eben neu aufgestellt wurden, im wesentlichen und in edlerer Ausprägung alles lernen, was Gauguin und die Schule von Pont-Aven gewollt – nur nicht die Farbe. Gauguins Blumen und Stilleben – im Kunstverein sind ihrer etliche – sind in der Farbe wirklich hinreißend schön und neu. (...) – Wir sehen an den anderen hier noch ausgestellten Bildern von Diriks, Lemaire, Othon Friesz, Slewinski, Ten Kate, Minartz, wie an den Landschaften Bernards, daß die französischen Ultras kompromißliche Wege gehen. Vielleicht ist es die ›germanische‹ Kunst, welche das, was Gauguin und van Gogh wollten und in oft pathologischen Verzerrungen mehr andeuteten als aussprachen, mit gesunden Sinnen weiter verfolgt. Der Skandinave Munch, der Schweizer Hodler scheinen bereits am Werk: wer weiß, was in Deutschland selbst noch daraus wird. Jedenfalls wollen wir froh sein, in München Spuren dieser Entwicklung, so unklar und seltsam sie uns scheinen mögen, zu begegnen.«[42]

Diese Rezension ist aufschlußreich, obwohl ihr, mit zwei Ausnahmen, nicht auf Anhieb zu entnehmen ist, welche Werke zur Ausstellung kamen.[43] Ihr Ton macht deutlich, daß hier jemand etwas ›verkauft‹, mit Glacéhandschuhen. Der Autor nimmt der kritischen Leserschaft gleich den Wind aus den Segeln, indem er die Werke als mindere Beispiele für die Schule von Pont-Aven und das Entsetzen, das sie hervorrufen, als unausweichlich bezeichnet. Interessant ist nicht nur, daß der Rezensent sich auf eine Neuerscheinung des Buchmarkts – die *Entwickelungsgeschichte* – bezieht, sondern auch auf die Sammlung von Karl Ernst Osthaus im Folkwang-Museum und die Sammlung Harry Graf Kesslers aufmerksam macht.

Die »kleine Folge französischer Bilder‹, immerhin 46 Gemälde, die Bernards ›Jahrmarkt in der Bretagne‹ und von Gauguin etliche Stilleben brachte, mag dem Rezensenten nicht nur deswegen unzulänglich vorgekommen sein, weil Gauguins Impressionismus als kleineres Übel, seine Südseebilder aber als Höhepunkt seiner Kunst verstanden wurden. Die dazwischenliegende wichtige bretonische Phase dürfte nur als Übergang bewertet worden sein. Dem Rezensenten ist zugutezuhalten, daß von den in München vertretenen Künstlern, die neben Gauguin zu sehen waren, heutzutage nur Bernard und Slewinski der Schule zugerechnet werden.[44]

Die Kunst brachte eine weitere Besprechung dieser Schau. Auch hier geben Bildkommentare wertvolle Hinweise auf die Identität der Exponate:

»Gegenwärtig sind im Kunstverein eine Anzahl Werke französischer Meister ausgestellt, die unter dem Namen der Schule von Pont-Aven bekannt geworden sind. Wir lernen PAUL GAUGUIN und VAN GOGH, außerdem noch einige andere Künstler aus diesem Kreise kennen. Man steht zuerst ziemlich ratlos vor diesen Bildern; sie weichen gänzlich von allem ab, was man sonst an Malerei zu sehen bekommt; sie scheinen allem Traditionellen und Gesetzmäßigen Hohn zu sprechen. Man glaubt zu sehen, wie diese Maler ihre Staffelei vor irgend einem Punkte in der Natur, einem sonnenbeschienenen Stoppelfeld mit etlichen Bäumen und Getreideschobern, einem sandigen Wiesenhange, einem zugefrorenen Fluße mit eingeschneiten Schiffen oder einer von Menschen belebten Straße aufstellen und auf fünf Schritte Abstand von der Staffelei mit meterlangen Pinseln den farbigen Eindruck keck und kühn auf die Leinwand setzen. Es sind aparte, koloristische Motive, wie das Spiel des Lichtes auf dem bloßen Nacken und Rücken eines Mädchens, der süße, rosafarbene Schimmer des Fleisches, der farbige Duft roter Nelken im Grünen, die grellen, leuchtenden, glänzenden Effekte des elektrischen Lichtes, die sie zur Wiedergabe anregen und reizen.«

Der Autor erwähnt sodann van Goghs »Vagabund in der Winterlandschaft«, ein »Pleinairbild Mutter und Kind« zeigend, schließlich Gauguins »nackten Jungen«. Die Besprechung endet mit weiteren für die Identifizierung der Werke nützlichen Charakterisierungen:

»Eine Frau im grünen Kleide auf grellgelbem Grunde soll die Illusion erwecken, als befinde sie sich im Freien, vielleicht inmitten eines Gartens mit herbstlich gelben Blättern. Diesen Eindruck reduziert van Gogh auf die einfachsten elementarsten Gegensätze und gibt eine Harmonie von Chromgelb und Schweinfurtergrün, dazu die Konturen mit festen Strichen in Pariserblau. In diese Manier verfallen leider auch seine Nachfolger, darunter der begabte SLEWINSKI. Wo er sich davon freihält, wie in dem Mädchen mit den roten Haaren oder in einigen prächtig gemalten Blumenstücken, da zeigt er sich als ein tüchtiger geschmackvoller Künstler. BERNARD hingegen sucht absichtlich seine malerischen Eindrücke so primitiv als möglich darzustellen, während MINARTZ schwierige Probleme mit unübertrefflicher Geschicklichkeit löst. Die Gruppe vereinigt in sich die merkwürdigsten Gegensätze und Extreme, Süßes und Herbes, Anziehendes und Abstoßendes, Naives und Gekünsteltes, bewußtes Können und dilettantisches Unvermögen.«[45]

Die Münchner *Allgemeine Zeitung* enthielt sich leider im wesentlichen des Kommentars zu Gauguin und der Schule von Pont-Aven und stellte dafür die Beteiligung van Goghs heraus: In einem anonymen Artikel ›Ein Brief Vincent van Goghs‹ erwähnte sie seine Werke *Le moulin de la Galette* und *Der Bettler an der Mauer*.[46]

Zur Identität der Exponate

Eine ganze Reihe von Hinweisen, die die Presse lieferte, läßt sich naturgemäß nicht eindeutig bestimmten Werken bzw. bestimmten Künstlern zuordnen. Dazu gehören Gauguins »in der Farbe wirklich hinreißend« schöne und neue Blumen und Stilleben[47], ein sonnenbeschienenes Stoppelfeld mit etlichen Bäumen und Getreideschobern, ein sandiger Wiesenhang, ein zugefrorener Fluß mit eingeschneiten Schiffen oder eine von Menschen belebte Straße.[48] Anders verhält es sich bei dem Kommentar:

»Das hier befindliche Bild von Bernard jedoch, der ›Jahrmarkt in der Bretagne‹ ist noch aus seiner guten Zeit und gibt einen Begriff von den Zielen, denen die Gemeinde von Pont-Aven zustrebte: (...). Letzten Endes mußte das auf eine neue Dekoration herauskommen, die (...) ›wahnsinnig modern‹ war.«[49]

Man muß dabei vor allem an *Les Bretonnes dans la prairie* (1888) denken, früher wohl auch *Marché en Bretagne* genannt, ein Hauptwerk Bernards, das auf Gauguin und van Gogh großen Eindruck gemacht hat. Es ist als Pendant zu dem hier im Museum Würth ausgestellten Gemälde *Le blé noir* zu verstehen.[50] (Katalog Nr. 32)

Dagegen mag das »Spiel des Lichtes auf dem bloßen Nacken und Rücken eines Mädchens« eine *Tête de jeune fille* von Claude-Emile Schuffenecker meinen, eine Studie, die sich im Musée d'Orsay befindet.[51]

Der »farbige Duft roter Nelken im Grünen« könnte auf van Goghs *Vase mit Rosenmalven* zu beziehen sein, die 1890 in Auvers-sur-Oise entstand und heute im Amsterdamer Rijksmuseum Vincent Van Gogh aufbewahrt wird[52], während »die grellen, leuchtenden, glänzenden Effekte des elektrischen Lichtes« – vorausgesetzt, auch hier bezog sich der Rezensent auf van Gogh – an verschiedene Gemälde des Holländers denken läßt, so an die Darstellungen der Nacht- und Straßencafés, eines Tanzlokals oder der nächtlichen Rhône.[53]

Mit van Goghs »Vagabund in der Winterlandschaft« war vermutlich ein möglicherweise nicht authentisches und heute noch umstrittenes Bild gemeint, das 1904 auch in Paris ausgestellt wurde.[54] Die Formulierung »Pleinairbild Mutter und Kind« könnte sich auf *La Mère Roulin avec son bébé* bezogen haben.[55]

Mit Gauguins »nacktem Jungen« kann das heute im Wallraf-Richartz-Museum, Köln, befindliche Gemälde *Petit Breton nu* (W 339, 1889) in Verbindung gebracht werden. Welche Ver-

Abb. 3
Paul Gauguin
Madame Alexandre Köhler, 1887/88
Chester Dale Collection,
National Gallery of Art,
Washington, D. C.
Foto: © 1996 Board of Trustees,
National Gallery of Art,
Washington, D. C.

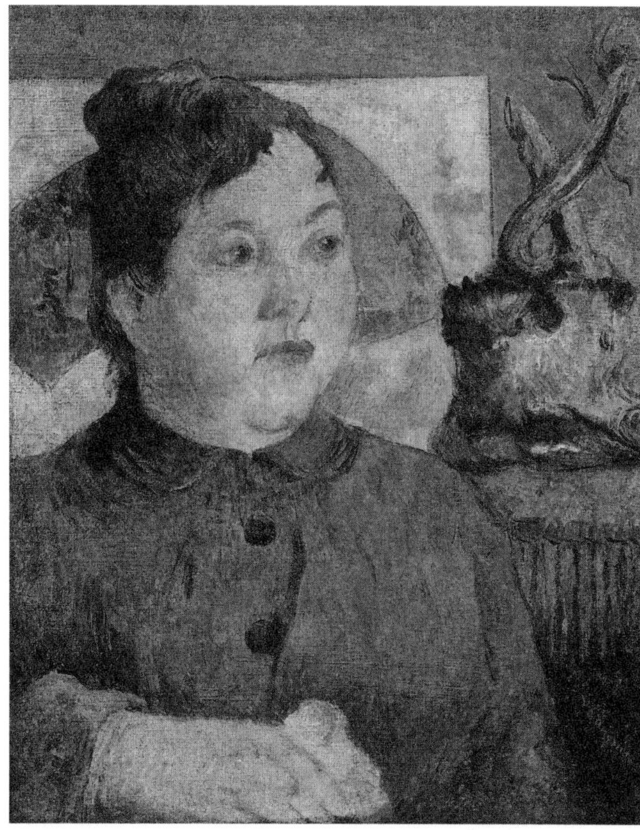

blüffung es 1904 in München hervorgerufen haben mag, läßt ein 1928 erschienener Kommentar deutlich werden, in dem es hieß:

»Es wirkt wie eine Kampfansage nach verschiedenen Seiten. Zunächst, sehr radikal, gegen den Impressionismus, der die hier aufs äußerste betonte Linie verleugnet. Dann überhaupt gegen alle Schönmalerei auch bei Kindern, eine Konvention, der gelegentlich selbst Degas und Renoir noch erlagen. Hier ist fast etwas vom Geiste Toulouse-Lautrecs, in dem häßlichen Kopf auf dem häßlichen Körper mit seinen Größenverschiebungen und Ausrenkungen, wie sie dem jungen Menschen mit dem jungen Tier gemeinsam sind. Schonungslos wird das aus der Natur herausgeholt, umso schonungsloser im Anblick, als der Körper ebenso wie das Stück Erde, das ihn trägt, in starker Obersicht gegeben ist. Damit ist das Bild freilich auch über die Naturstudie emporgehoben, die alte Perspektive mit ihren Verkürzungen ist vernichtet, Kraft eines neuen Bildgesetzes, die Rhythmisierung mit Hilfe der ausgebreiteten Tücher und im Rasen verteilten Gewächse tritt hinzu (...).«[56]

Es ist nicht auszuschließen, daß von Gauguin darüber hinaus das Porträt der *Madame Alexandre Kohler* (1889, W 314) zu sehen war.[57] *(Abb. 3)*

Die Bemerkung »Eine Frau im grünen Kleide auf grellgelbem Grunde soll die Illusion erwecken, als befinde sie sich im Freien, vielleicht inmitten eines Gartens mit herbstlich gelben Blättern« könnte als Hinweis auf eines der van-Gogh-Porträts von Mme Ginoux oder von Mme Roulin aufgefaßt werden.[58]

Schließlich fällt es schwer, beim Hinweis auf Slewinskis »Mädchen mit den roten Haaren« nicht an das in der Ausstellung des Museums Würth präsente Gemälde *Femme aux cheveux roux* zu denken (Katalog Nr. 125).

Abschließend sei bemerkt, daß die Ausstellung eine direkte Anregung für Adolf Hoelzel dargestellt haben mag. Als es im Dezember 1904 um die modernen Bestrebungen in Frankreich ging, hat der in Dachau wirkende Künstler im dritten Teil seines Aufsatzes ›Über Künstler. Ausdrucksmittel und deren Verhältnis zu Natur und Bild‹ auch Gauguin angeführt.[59]

Die Gauguin-Ausstellung in Weimar 1905

Nachdem Gauguin im November 1904 in einer Ausstellung des Großherzoglichen Museums für Kunst und Kunstgewerbe in Weimar vertreten war[60], konnte dort von Juli bis September 1905 eine größere Schau mit Werken von Paul Gauguin stattfinden.

Sie stellte – sieht man von der kleinen Hagener Kollektion vom Dezember 1903 ab – nicht nur die erste Einzelausstellung des Franzosen in Deutschland dar, sondern offenbar auch die erste Einzelausstellung Gauguins außerhalb von Paris.[61]

Die Idee zu dieser Gauguin-Ausstellung mag Kessler, dem ehrenamtlichen Vorsitzenden des Kuratoriums des Museums, am 17. Februar 1905, bei einem Besuch der Sammlung Gustave Fayet in Paris, gekommen sein.[62] Der eben erst aus Béziers in die Pariser Rue de Bellechasse gezogene Fayet wurde an diesem Datum von dem Deutschen besucht. Wie Fayet notierte, habe Graf Kessler morgens die Kollektion besichtigt und sei nachmittags »enthusiasmiert« zurückgekommen.[63]

Der nur wenige Seiten umfassende Katalog der Weimarer Ausstellung enthält einen Text von Harry Graf Kessler *(Abb. 4)*. In seiner Würdigung des Künstlers heißt es: »Gauguins Einfluss auf die jüngeren französischen Künstler ist sehr gross gewesen. Zunächst auf die ihn im Orte Pont Aven umgebende Schülerschaft, die dadurch auch auf Deutschland zu wirken

Abb. 4
Edvard Munch
Harry Graf Kessler, 1895
Lithographie

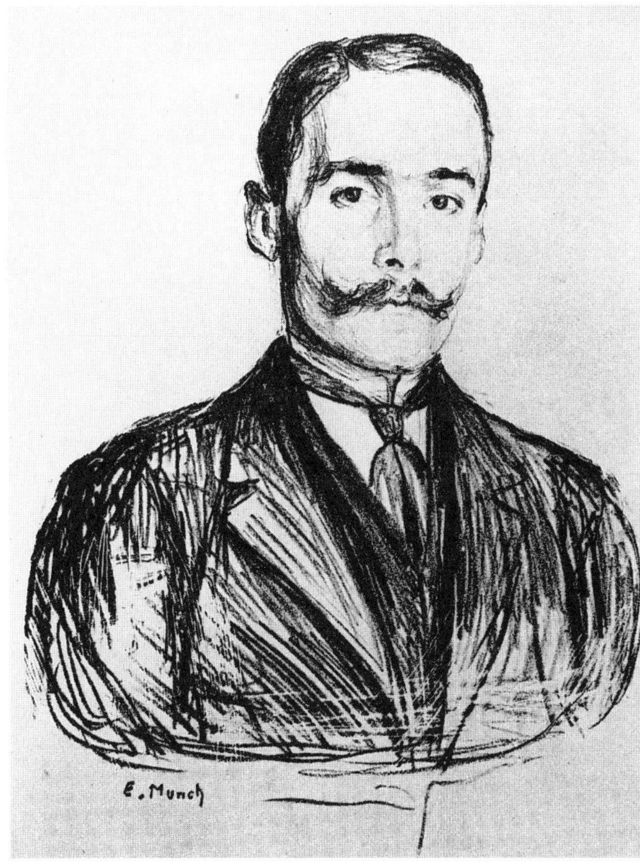

begonnen hat, dass ein Schüler Gauguins seit kurzem an der grossen Benediktiner Malerschule in Beuron mitwirkt und die ganze deutsch-kirchlich katholische Malerei zu beeinflussen beginnt. (...) Zum Schluss hat das Museum den Herren Fayet, Fabre, de Monfried (sic) seinen Dank auszusprechen, deren Privatsammlungen sämtliche ausgestellten Werke Gauguins entstammen.«[64]

Außerdem ist folgende Liste der dreiunddreißig Exponate abgedruckt:

Kat.nr.

1. *Bretonische Hirtin mit ihrer Herde*
2. *Kartoffelfeld*
3. *Inneres einer Hütte*
4. *Schwarze Schweine*

5. *Frauen und Reiter*
6. *Götzenbild*
7. *Gelbes Kruzifix*
8. *Gänseherde*
9. *Papageien*
10. *Geheimnis, Holzschnitzerei*
11. *Weisses Pferd im Fluss*
12. *Torso einer Bretagnerin*
13. *Landschaft in der Bretagne*
14. *Boot während eines Sturmes*
15. *Kopf einer Tahitanerin*
16. *Waschfrauen zu Arles*
17. *Tahitanerinnen*
18. *Tahitaner*
19. *Die Flucht*
20. *Die Furt*
21. *Die Mutter*
22. *Bild einer Tahitanerin*
23. *Sitzende Tahitanerinnen*
24. *Hütte unter Palmen*
25. *Selbstportrait*
26. *Frau mit der Katze*
27. *Die Flucht*
28. *Tahitanerin, Früchte pflückend*
30. *Träume*
31. *Die gelben Getreideschober*
32. *Der weisse Fluss*
33. *Grosser Fries*

Dies heißt, daß in Weimar eine Reihe bedeutsamer Werke zu sehen waren, zu denen *La fuite ou Le gué* (1901, W 597) – in der St. Petersburger Eremitage –, *Vahine no te miti. Femme de la mer* (1892, W 465) – heute im Museo nacional de bellas artes, Buenos Aires –, *Le cheval blanc* (1898, W 571) – heute im Musée d'Orsay, Paris – und *D'où venons-nous? Que sommes-nous? Où allons-nous* (1897, W 561) – heute im Museum of Fine Arts, Boston – gehören[65]. Das Gros der Exponate hat bisher offenbar nicht identifiziert werden können.[66]

Zur Identität der Exponate aus der Bretagne

Was die Werke aus der Bretagne angeht, lassen sich vorerst nur folgende fünf Gemälde eindeutig benennen:

Bretonische Hirtin mit ihrer Herde	*La bergère bretonne* (1886, W 203)
Kartoffelfeld	*Les meules ou Le champ de pommes de terre* (1890; W 397)
Gelbes Kruzifix	*Le Christ jaune* (1889; W 327)
Torso einer Bretagnerin	–
Landschaft in der Bretagne	–
Die gelben Getreideschober	*La moisson blonde* (1889, W 351) [67]
Der weisse Fluss	*La rivière blanche* (wohl 1888, W 263) [68]

Da in dem Katalog Angaben zu Technik und Maßen ebenso fehlen wie Abbildungen, ist nicht auszuschließen, daß weitere Arbeiten, so z. B. die *Gänseherde*, in der Bretagne entstanden.[69] Wenn auch die Anzahl der Exponate aus der Südsee überwogen hat, so war die bretonische Produktion doch mit einigen guten Beispielen vertreten, von denen sicherlich der *Christ jaune*, den Gauguin nach dem polychromen Kruzifix der Kapelle von Trémalo gemalt hatte, besondere Aufmerksamkeit erregt haben dürfte.[70]

Gruppenausstellungen 1906

Gauguin bei der Berliner Secession

Großes Aufsehen soll Gauguin von April bis September 1906 bei der XI. Ausstellung der Berliner Secession hervorgerufen haben, wo er mit zwei Gemälden vertreten war. Gezeigt wurden die *Geburt Christi* und *Martinique*.[71]

Als *Geburt Christi* figurierte *TE TAMARI NO ATUA. La naissance du Christ, le fils de Dieu* (1896, W 541), ein Bild, das heute der Neuen Pinakothek, München, gehört.[72] Als *Martinique* kam *La mare* (1887, W 226), heute ebenfalls in München, zur Ausstellung.[73] Beide Gemälde hatte Hugo von Tschudi zu diesem Zeitpunkt bereits für die Nationalgalerie erworben; sie befanden sich aber nicht auf der Liste der beantragten Werke und wurden von ihm 1909 mit nach München genommen.[74]

Mit wieviel Einfühlungsvermögen dem deutschen Publikum bei der Vermittlung neuer französischer Kunst begegnet werden mußte, zeigt die Rezension von Max Osborn in der *National-Zeitung* vom 24.04.1906. Unter dem eine gewisse Vorsicht nahelegenden Titel ›Die Ausstellung der Berliner Sezession. (Erste Eindrücke)‹ schrieb er aufschlußreich:

»... Diese Ausstellung, die erste, in der sich die Berliner Sezessionisten allein, ohne den offiziellen Strahlenkranz des Künstlerbundes, in ihrem neuen Hause einrichteten, ist zugleich die bunteste, wirrste, keckste und – amüsanteste, die sie uns je vorgesetzt haben.(...) Ueberdies ist das Kaleidoskopische dieser Ausstellung höchst charakteristisch für den gegenwärtigen Stand der europäischen Malerei. (...) Namentlich ist es die Farbe, ihre Behandlung, Verwertung und Zusammenstellung, in der sich die Einzelnen auf eigene Faust zu tummeln beginnen, und das vor allem bringt den Eindruck der Buntheit und Unruhe hervor, den die Ausstellung aufweist.(...) Einmal also ist es die auffallend gesteigerte Freude an der Farbe, die der Ausstellung das Gepräge gibt. (...) Mit vollem Recht haben die Sezessionisten die ganze Fülle der neuen Wünsche und Probleme durch die weitgeöffneten Türen ihres Hauses hereingelassen. Sie sind nicht vor Extravagantem und Ueberhitztem, nicht vor Experimenten und Tollheiten zurückgeschreckt, wenn sich dahinter künstlerisches Leben und malerische Leidenschaft verbarg. Und das ist gut so. Denn nirgends kann man das Wesen einer jungen Kunst so gut studieren und genießen wie in einer solchen Zusammenstellung, die nur aus der Absicht entstanden ist, die Kräfte an der Arbeit zu zeigen. Darum möchte ich gleich von vornherein folgendes bemerken: Das Publikum wird auf dieser Ausstellung, namentlich unter den Arbeiten der französischen Gäste, manches finden, was erschreckt, verblüfft, zum Widerspruch, vielleicht zum Lachen reizt. Mir scheint indessen, jeder wird dann am besten fahren, wenn er ruhig und langsam in die künstlerischen Absichten einzudringen sucht, die in diesen zuerst fremdartig erscheinenden Dingen ruhen. Man muß wieder so weise Lehren geben, da sich diesemal in den Werken der Vuillard, Bonnard, Maurice Denis, Valtat, Gauguin und einiger anderer wieder ein für Deutschland völlig Neues vorstellt.«

Osborns Worte lassen die herrschende Stimmung und die Reaktionen des Publikums bestens nachempfinden. Sie lassen nachvollziehen, welches Wagnis für die Ausstellungsleiter mit der Beteiligung neuerer französischer Kunst verbunden war. In seiner Besprechung bezeichnete Osborn darüber hinaus die beiden Werke Gauguins als »eigentümlich« und glaubte, daß sie manchen »zuerst wunderlich berühren«.[75]

Bernard, Denis, Gauguin und Schuffenecker in München, Frankfurt, Dresden, Karlsruhe und Stuttgart 1906/07 – Die Wander-›Ausstellung Franzoesischer Kuenstler‹

Eine weitere Ausstellung, die auch Werke Gauguins und seines Kreises in Pont-Aven zeigte, fand 1906/07 statt.[76] Es handelte sich um eine Wander-*Ausstellung Franzoesischer Kuenstler*, die im September 1906 in München (Kunstverein) ihre erste Station hatte, im Oktober in Frankfurt am Main (Kunstverein), im November in Dresden (Kunst-Salon Arnold), im Dezember 1906 und Anfang Januar 1907 in Karlsruhe (Badischer Kunstverein), schließlich im Januar 1907 in Stuttgart (Württembergischer Kunstverein) gezeigt wurde. *(Abb. 5)* Ausgestellt waren rund 130 Werke, Gemälde, Pastelle, Aquarelle, Zeichnungen und eine Gouache von 25 Künstlern.[77] Im Katalogvorwort des Organisators der Ausstellung, des in Paris lebenden deutschen Romanisten Rudolf A. Meyer, heißt es:

»Zum ersten Male in Deutschland erscheinen Bilder von *Emile Bernard*, der von sich aus zu ähnlichen Resultaten wie Gauguin gekommen war. Um beide Männer scharte sich in Pont Aven (Bretagne) ein Kreis gleichgesinnter Freunde, von denen hier nur der Maler E. Schuffenecker vertreten ist.

Wenn die sogenannte *Schule von Pont Aven* heute auch in alle Winde zerstoben ist, so ist ihr Einfluss auf die heutige Generation doch ungeheuer gewesen: daneben sind es Cézanne, van Gogh und die neoimpressionistische Theorie, die die stärksten Einflüsse auf die verschiedenen Richtungen der heutigen französischen Kunst ausgeübt haben.«[78]

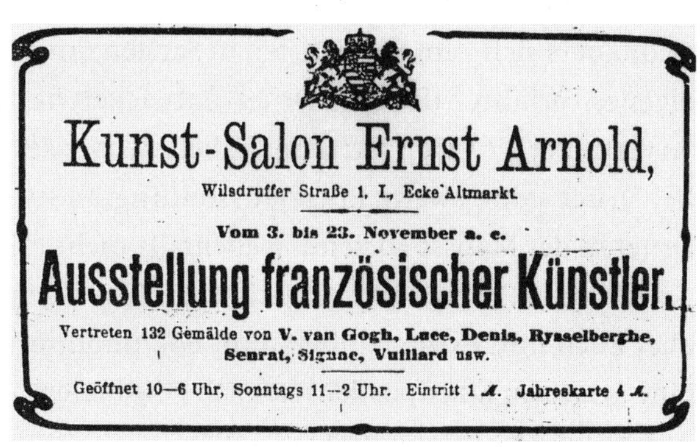
Kunst-Salon Ernst Arnold,
Wilsdruffer Straße 1, I, Ecke Altmarkt
Vom 3. bis 23. November a. c.
Ausstellung französischer Künstler.
Vertreten 132 Gemälde von V. van Gogh, Luce, Denis, Rysselberghe, Seurat, Signac, Vuillard usw.
Geöffnet 10—6 Uhr, Sonntags 11—2 Uhr. Eintritt 1 ℳ. Jahreskarte 4 ℳ.

Abb. 5
Inserat des Kunst-Salons Arnold, Dresden, aus dem Dresdner Anzeiger, 1906

Während sich der im fernen Paris weilende Meyer bei der Abfassung seines Vorworts insofern irrte, als er schrieb, Bernard sei zum »ersten Male« in Deutschland vertreten – zwei Jahre zuvor hatte derselbe Münchner Kunstverein ja bereits Bernard gezeigt[79] – wies er in puncto Gauguin darauf hin, daß die Ausstellung eine »bedauerliche Lücke« enthalte: »sie enthält keines der Bilder von Tahiti. Doch können die bretonische Landschaft (Nr. 40), die aus ziemlich später Zeit stammt, sowie« – und nun kommt eine ganz außerordentliche Bemerkung – »die Druetschen Photographien einen annähernden Begriff dieses Stiles geben.«[80]

Exkurs zur Rolle der Kunstphotographie

Was so beiläufig klingt – der Hinweis auf die »Druetschen Photographien« – ist eine recht brisante Information und einen kurzen Exkurs wert. Zeigt sie doch, daß dem noch reichlich unerforschten Medium der Kunstphotographie innerhalb des Forschungsfelds ›Rezeption französischer Avantgarde in Deutschland‹ eine gewisse Rolle beizumessen ist. Natürlich wird den heute noch vergessenen oder nur schemenhaft bekannten Ausstellungen, die in Deutschland gezeigt wurden, weiterhin die größte Aufmerksamkeit gelten. Schließlich hätten noch so gute Schwarzweiß-Photographien der Werke etwa Gauguins einen nur unzureichenden Eindruck von ihrem Kolorismus geben können. Dennoch scheint es angebracht, sich der Frage zu widmen, in welchem Maße Photographien im deutschen Kunsthandel, bei Sammlern und bei Ankäufe avisierenden Museumswissenschaftlern, schließlich bei Künstlern eine Rolle gespielt haben[81].

Eugène Druet jedenfalls galt diesbezüglich als erste Adresse. Der Cafébesitzer, bei dem Rodin verkehrte und der als Amateurphotograph seit der Begegnung mit dem Werk des Bildhauers sich zum Spezialisten in Sachen Kunstphotographie gemausert, schließlich ein eigenes Verfahren (Procédé Druet) entwickelt hatte, eröffnete später eine Kunsthandlung. So vertrat er als Galerist frühzeitig beispielsweise Matisse; im März / April 1906 hatte dieser bei Druet seine zweite Einzelausstellung. In unserem Zusammenhang ist wichtig, daß Druet in der Matisse-Forschung ebenfalls nicht minder dafür bekannt wurde, daß er einen Großteil des Frühwerks von Matisse auf Platte gebannt und damit den Zustand der Werke, aber auch ihre Existenz überhaupt dokumentiert hatte. Matisse hat ihm außerdem 1904 eine Serie von Kunstpostkarten nach Originalen in Auftrag gegeben, die er anläßlich einer Ausstellung an Interessierte verteilte.

Ausstellung und Katalog der deutschen Wander-Ausstellung von 1906 wurden maßgeblich von Druet unterstützt, wenn nicht lanciert. Das einzige Inserat des Katalogs ist eines der Galerie Druet. Interessant ist diese Annonce nicht nur, weil mit ihr darauf hingewiesen wird, daß im Hause 114, rue du Faubourg St.-Honoré eine »Permanente Ausstellung zeitgenössischer Bilder« (beispielsweise von Denis, Matisse, Signac, Seurat, Rysselberghe und Cross) und »wechselnde Ausstellungen moderner Künstler« eingerichtet wurden. Die Eigenwerbung zeichnet sich auch durch den Hinweis aus, daß eine »Grosse Auswahl künstlerischer Photographien nach Werken moderner Maler und Bildhauer« vorrätig war. Unter den reproduzierten Werken befanden sich demnach Bilder von Cézanne, van Gogh, Gauguin, Seurat, Denis, Matisse, Marquet, Signac, Rodin und Maillol. Schließlich wurden »Kunstfreunde, welche nach Paris kommen« eingeladen, die »*Photographien-Mappen* des Hauses« durchzublättern, »die, um das Studium der zeitgenössischen Kunst zu fördern, in einem *besonderen Raume* aufliegen.«

Es bedarf keiner Phantasie, sich vorzustellen, daß auch während der deutschen Wander-Ausstellung sich eine Ecke des jeweiligen Ausstellungsraumes fand, um Mappen mit Reproduktionen auszulegen, die zumindest Werke der wichtigsten vertretenen Künstler zeigten. Im Falle Gauguins haben wir durch Meyers eingangs zitierten Hinweis einen Beleg dafür.

In diesem Zusammenhang ist abschließend ein Brief von Paula Modersohn-Becker an Rainer Maria Rilke zu erwähnen, in dem die Malerin dem Dichter im August 1907 aufzählte, was sie sich so alles wünschte. Zu dem, was er ihr in Paris besorgen könnte, gehörten »Gauguinsche Photographien bei Druet.«[82]

Die Exponate und ihr Echo in der Presse

Was aber war nun 1906/07 in München, Frankfurt am Main, Dresden, Karlsruhe und Stuttgart von Gauguin und seinem Kreis ausgestellt? Dem ›Verzeichnis der ausgestellten Werke‹ ist zu entnehmen, daß man folgende Werke sehen konnte:

Kat.nr.

EMILE BERNARD

*1. *Selbstporträt.* (Sammlung A. Schuffenecker.)

*2. *Die Wäsche.* (Sammlung Schuffenecker.)

*3. *Landschaft.* (Sammlung Schuffenecker.)
*4. *Bretonische Landschaft.* (Sammlung Schuffenecker.)

MAURICE DENIS
25. *Morgenlandschaft.* (1896.)
26. *Meeresküste in Le Pouldu* (Südbretagne). (1899.)
27. *Meeresküste in Perros Guirec* (Bretagne). (1903.)
28. *Der Kranz* (Galerie Druet, 1906.)

PAUL GAUGUIN
*35. *Landschaft bei Paris.* (Sammlung A. Schuffenecker.)
*36. *Stilleben mit Profil des Malers Laval.* (Sammlung Schuffenecker.)
*37. *Porträt der Frau K . . .* (Sammlung Schuffenecker.)
*38. *Landschaft von Martinique.* (Samml. Schuffenecker.)
*40. *Bretonische Landschaft.* (Sammlung Schuffenecker.)
*41. *Der Maler E. Schuffenecker im Atelier.* (Sammlung A. Schuffenecker.)

E. SCHUFFENECKER[83]
*108. *Park Montsouris in Paris.* (Sammlung A. Schuffenecker.)
*109. *Park Montsouris (Schwäne).* (Samml. A. Schuffenecker.)
*110. *Die Wäscherin.* (Sammlung A. Schuffenecker.)
*111. *Die Tangernte.* (Sammlung A. Schuffenecker.)

Während die den laufenden Katalognummern vorangestellten Sternchen signalisierten, daß die jeweiligen Werke käuflich waren, ist uns heute zunächst aber noch nicht vor Augen, was zu sehen war, denn die mitunter unpräzisen Bildtitel haben sich teilweise geändert; auch sind nur wenige Exponate im Katalog reproduziert worden.

In einer Ausstellungsbesprechung der Zeitschrift *Die christliche Kunst* hieß es für die Einschätzung der Stimmung, die die Franzosen auslösten, ungemein aufschlußreich:

»Drei Wochen lang hielt die Ausstellung der neuen französischen Malerei, welche fast sämtliche Räume des Kunstvereins füllte, die Gemüter in Aufregung. Lautschallende Proteste gegen solche ›Sudeleien‹ waren an der Tagesordnung. Ein Besucher bat mich sogar ganz dringlich, solche Verbrechen gegen die Kunst begangen, zu brandmarken. (...) Und da muß man in erster Linie (...) Vincent van Gogh, der vielleicht bei den Franzosen als Führer der neuen Bestrebungen galt, energisch ablehnen. (...) Paul Gauguin ist ähnlich pathologisch veranlagt (...).«[84]

Über die Exponate selbst erfahren wir mehr aus anderen zeitgenössischen Zeitschriften- und vor allem Zeitungsberichten.[85] Die *Münchner Neuesten Nachrichten* ließen wissen, daß von Gauguin Folgendes zu sehen war:

»Aus seiner früheren Schaffenszeit stammt eine Pariser Landschaft, schlicht, fein, tonig, noch unberührt von den neuen Ideen. Ein Stilleben mit dem Profil des Malers Laval ist wohl die malerische Perle seiner Kollektion, und ein Frauenbildnis steht ihr in seiner naiven Schlichtheit und Breite kaum nach; zwei treffliche Landschaften von Martinique und die monumentale bretonische Landschaft werden auch die Ultrakonservativen nicht allzu sehr aufregen. An dem Bildnis des Malers Schuffenecker mit Frau und Kindern im Atelier mögen sie sich entrüsten; das Bild mit seiner Reduktion der Farbe auf den etwas harten Klang von Gelb, Rot und Blau ist eben ein Experiment.(...) interessant sind die etwas an Munch erinnernden Tangsammlerinnen von E. Schuffenecker, Gauguins Freund. (...) Eine herbe Kraft paart sich mit naiver Rücksichtslosigkeit in Emile Bernards Selbstporträt – in ein paar schlichten Landschaften kommt sie von jedem Mißton frei zur Geltung.«[86]

Die ebenfalls in München erscheinende *Allgemeine Zeitung* wußte zu berichten:

»Gegenüber van Goghs glühenden Farbenorgien erscheint Paul Gaugin (sic) [...] merkwürdig zahm und berechnend. Das Porträt der eirunden Frau Kohler war früher schon einmal hier zu sehen; es ist ein Bildnis, nach dessen Qualitäten man wohl auf einen sehr verständigen, aber niemals auf einen außergewöhnlichen Maler schließen wird.«[87]

In der *Frankfurter Zeitung* konnte man lesen:

»Paul Gauguin (...) hat etwas Großzügiges. Die Landschaft bei Paris ist von wunderschöner Farbe, die Behandlung der Luft ist meisterhaft. (...) Auf der bretonischen Landschaft sind große Farbenflächen aneinandergereiht von mächtiger Wirkung. Das Portrait der Frau K. ist voller Leben und das Stilleben mit dem Profil des Malers Laval ist von einer reizenden Frische.«[88]

Als die Ausstellung im Dresdner Kunstsalon Arnold (ihr Besitzer war Ludwig W. Gutbier), Wilsdruffer Straße, gezeigt wurde, meldete der *Dresdner Anzeiger*:

»Eine merkwürdige Erscheinung ist ferner Paul Gauguin. (...) Von der Bretagne wendete er sich nach Martinique. Nach seiner Rückkehr gesellte sich um 1890 in Pont Aven ein Kreis von Schülern zu ihm. (...) Hier kennzeichnet ihn, mehr als seine noch recht zahme Landschaft bei Paris, die große Landschaft von Martinique und die aus seiner späten Zeit stammende bretonische Landschaft, in der schon viel Leuchtkraft liegt. Von der Farbenteilung der Neoimpressionisten wollte er nichts wissen. Er strebte nach einer harmonischen Zusammenfassung der Farben und Vereinfachung der Linien und Flächen. Zu welchen Sonderbarkeiten er dabei auch gelangte, beweist sein bizarres Bild des Malers E. Schuffenecker im Atelier, das schon an den schauerlich komischen Mordgeschichtenstil streift, das heißt zu dessen lächerlicher Beschränktheit hinabsteigt.

Gauguin nahe steht Emile Bernard, der mit Gehirn begabte Künstler ohne Genie, wie ihn Meyer-Gräf (sic) nennt. Er gehörte zu Gauguin in Pont Aven. Markant ist sein Selbstporträt, das raffiniert gemacht ist, an Vereinfachung, um nicht zu sagen plakatmäßiger Versimpelung, dem letzterwähnten Bilde Gauguins wenig nachsteht. Der einzige des Schülerkreises von Pont Aven ist hier E. Schuffenecker. Seine Bilder treten aber nicht weiter hervor.«[89]

Paul Fechter von den *Dresdner Neuesten Nachrichten* erwies sich als von Gauguin angerührt: »Was für ein Ruf nach Stille und Frieden klingt aus der Landschaft bei Paris, und was für ein Haß gegen die sogenannte Kultur aus diesem immer Einfacher-, immer Großzügiger-, immer Verachtungsvollerwerden! Auch hier taucht etwas Dumpfes, Unheimliches auf, ein ungelöster Rest, für den man kaum Worte finden kann, wie bei dem Schuffeneckerschen Atelierbild mit seiner raffinierten Primitivität oder dem wundervollen Stilleben mit dem Portrait des Malers Laval. Aus beiden spricht ein großer Künstler, dem doch zugleich das Künstlerische Nebensache geworden ist, gegenüber dem Menschlichen, was er aus sich heraus gestalten, in ganz wenige lapidare Linien einfangen möchte (...).«

Lobende Worte fand Fechter auch für »das schöne, großzügige Selbstporträt Emile Bernards, bei dem eigentlich (...) wieder einmal die Japaner zum Vergleich heran müßten«, und für Schuffeneckers »amüsante Studien«.[90]

Zur Identität der Exponate

EMILE BERNARD

*1. *Selbstporträt.* (Sammlung A. Schuffenecker.)
*2. *Die Wäsche.* (Sammlung Schuffenecker.)
*3. *Landschaft.* (Sammlung Schuffenecker.)
*4. *Bretonische Landschaft.* (Sammlung Schuffenecker.)

Ausgestellt war zunächst von Bernard als *Selbstporträt* das *Autoportrait* von 1890, wie eine Reproduktion im Abbildungsteil des Katalog belegt. René Le Bihan beschrieb es 1993 als

Abb. 6
Emile Bernard
Selbstbildnis, 1890
Musee des Beaux-Arts, Brest

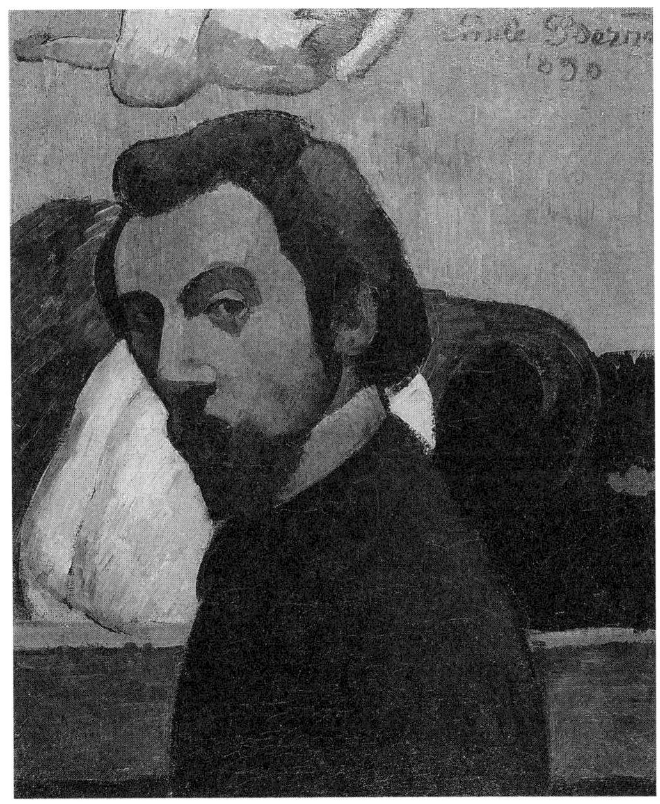

eine Ikone des Synthetismus.[91] *(Abb. 6)* Schwieriger gestaltet sich die Identifizierung des Bildes *Die Wäsche*. Das Sujet kommt wiederholt im Werk Bernards vor; so sind verschiedene Drucke und Holzschnitte aus dem Jahr 1888 bekannt, die den Titel *La lessive* tragen.[92] Eines seiner Gemälde heißt *Les lavandières*, ebenfalls 1888 entstanden, und zeigt zwei Wäscherinnen. 1974 machte ein wiederentdecktes Gemälde von ihm Schlagzeilen, daß als *Laveuses sur l'Aven* bezeichnet wurde. Desgleichen zu nennen sind die *Bretonnes étendant du linge* (1888).[93] Welche Arbeiten als *Landschaft* und *Bretonische Landschaft* (»ein paar schlichte Landschaften«[94]) zu sehen waren, müßte ebenfalls noch von der Bernard- und Schuffenecker-Forschung erhellt werden.

MAURICE DENIS

25. *Morgenlandschaft.* (1896.)
26. *Meeresküste in Le Pouldu* (Südbretagne). (1899.)

27. *Meeresküste in Perros Guirec* (Bretagne). (1903.)
28. *Der Kranz* (Galerie Druet, 1906.)

Die Kunst von Maurice Denis vertraten als *Morgenlandschaft* möglicherweise *Matinée de printemps* (1896)[95], als *Meeresküste in Le Pouldu* das Gemälde *Plage du Pouldu* (1899), als *Meeresküste in Perros Guirec* (1903) vermutlich die Variante *Plage de Trestraou* (1903) zur *Grande Plage*[96], als *Der Kranz* das Gemälde *La couronne* (1906).[97]

PAUL GAUGUIN

*35. *Landschaft bei Paris.* (Sammlung A. Schuffenecker.)
*36. *Stilleben mit Profil des Malers Laval.* (Sammlung Schuffenecker.)
*37. *Porträt der Frau K...* (Sammlung Schuffenecker.)
*38. *Landschaft von Martinique.* (Sammlung Schuffenecker.)
*40. *Bretonische Landschaft.* (Sammlung Schuffenecker.)
*41. *Der Maler E. Schuffenecker im Atelier.* (Sammlung A. Schuffenecker.)

Hinzu kamen von Gauguin ausschließlich Werke aus der Sammlung (der Gebrüder) Schuffenecker. Als *Landschaft bei Paris* (»Aus seiner früheren Schaffenszeit [...], schlicht, fein, tonig, noch unberührt von den neuen Ideen«[98] / »von wunderschöner Farbe, die Behandlung der Luft ist meisterhaft«[99] / »recht zahme Landschaft bei Paris«[100]) vermutlich ein Gemälde aus den Jahren 1879 -1885. Mangels weiterer Hinweise kann man zunächst nur spekulieren, ob es sich etwa um eine der drei Versionen von *Pommiers de l'Hermitage, dans les environs de Pontoise* oder *Bâtiments de ferme* oder auch um *Ferme en normandie ou Aux environs de Paris* gehandelt hat.[101] Als *Stilleben mit Profil des Malers Laval* war zweifelsfrei die in der jetzigen Ausstellung im Museum Würth vertretene *Nature morte au profil de Laval* von 1886 zu sehen.[102] (Katalog Nr. 4) Als *Porträt der Frau K...* (ein Frauenbildnis von »naiver Schlichtheit und Breite«[103] / »Das Porträt der eirunden Frau Kohler war früher schon einmal hier zu sehen«[104]) figurierte das Bildnis *Mme Alexandre Kohler* (1889, W 314).[105] (*Abb. 3*) Während die *Landschaft von Martinique* noch der Identifizierung harrt, könnte unter dem Titel *Bretonische Landschaft* (»aus ziemlich später Zeit« (Meyer) / »die monumentale bretonische Landschaft« wird »auch die Ultrakonservativen nicht allzu sehr aufregen«[106] / »Auf der bretonischen Landschaft sind große Farbenflächen aneinandergereiht von mächtiger Wirkung«[107] / »aus seiner späten Zeit stammende bretonische Landschaft, in der schon viel Leuchtkraft liegt«[108]) ein Gemälde von 1888, das sich heute in der National Gallery of Art, Washington, D. C., befindet, vorgeführt worden sein.[109] Kein Zweifel besteht daran, daß schließlich unter der Bezeichnung *Der Maler E. Schuffenecker im Atelier* das in seiner koloristischen wie psychologischen Intensität und Singularität beeindruckende Gemälde *La famille Schuffenecker* (1889, W 313), heute im Musée d'Orsay, gezeigt wurde, wie eine Reproduktion im Abbildungsteil des Katalogs dokumentiert.[110]

E.SCHUFFENECKER

*108. *Park Montsouris in Paris.* (Sammlung A. Schuffenecker.)
*109. *Park Montsouris (Schwäne).* (Sammlung A. Schuffenecker.)
*110. *Die Wäscherin.* (Sammlung A. Schuffenecker.)
*111. *Die Tangernte.* (Sammlung A. Schuffenecker.)

Was man von Claude-Emile Schuffenecker zeigte, ist noch näher zu bestimmen: In manchen Fällen schuf er Bilder in unterschiedlichen Techniken, die ähnliche Titel trugen. Zwar ist davon auszugehen, daß hier nicht Pastelle und/oder Zeichnungen zu sehen waren[111], doch sind die bekannten Ölgemälde Schuffeneckers nicht einwandfrei mit den deutschen Titeln des Katalogs in Verbindung zu bringen. Eine Vorstellung davon, wie *Park Montsouris in Paris* und *Park Montsouris (Schwäne)* aussehen bzw. ausgesehen haben, vermittelt sicherlich das Pastell *Les enfants au parc Montsouris*[112]. *Die Wäscherin* ist ebenfalls noch zu identifizieren; das Thema wurde häufig von ihm behandelt.[113] Bei der *Tangernte* (»die etwas an Munch erinnernden Tangsammlerinnen«)[114] könnte es sich um *Les ramasseuses de goémon* (1887) oder *Le ramassage du goémon près des rochers* bzw. *Les ramasseuses de varech* (1888) gehandelt haben.[115]

Die Wander-Ausstellung 1906/07 markiert Höhepunkt und Finale einer frühen Phase der Rezeption von Gauguin und der Schule von Pont-Aven in Deutschland. Der Meister und mit Einschränkung auch einige seiner Schüler waren nun einem größeren Publikum bekanntgeworden. Zur gleichen Zeit liefen die Vorbereitungen zur Auslieferung des bereits erwähnten, von Graf Kessler geförderten, in Weimar gedruckten, in Paris verlegten Buches von Jean de Rotonchamp, dessen Vertrieb in Deutschland der Leipziger Insel-Verlag übernahm.[116]

Die Jahre 1907 und 1908: Gruppenausstellungen in Mannheim, Berlin und München sowie ›Noa Noa‹ in deutscher Übersetzung

1907 wurden die Bemühungen um eine Verbreitung der Kunst Gauguins in Deutschland fortgesetzt, obgleich bei der *Internationalen Kunstausstellung* in Mannheim Gauguin 1907 offenbar nicht, wohl aber Sérusier und Denis vertreten waren. Vom 1. Mai bis zum 20. Oktober waren dort von letzterem zu sehen:
Kat.nr.

SÉRUSIER

718 d	*Herbstlandschaft*
718 e	*Felsen von Huelgoot (sic)*
718 f	*Buchweizenernte*[117]

DENIS

294 a	*Lasset die Kindlein zu mir kommen*
294 b	*Fiesole*
294 c	*Der Imbiß*
294 d	*Mutter und Kind*
294 e	*Mutter und Kind*[117]

Sérusiers *Felsen von Huelgoat* sind folglich erst nach diesem Zeitpunkt in den Besitz eines Mannheimer Architekten namens Stober gekommen, von dem aus sie dann wenig später in die Königlich Württembergischen Kunstsammlungen des Staates kamen (heute Stuttgart, Staatsgalerie).[118]

Die Berliner Galerie Eduard Schulte zeigte im Dezember 1907 eine ›Erste gemeinsame Ausstellung deutscher und französischer Künstler‹. Wie einer offenbar vollständigen Liste der *Vossischen Zeitung* vom 8. Dezember 1907 zu entnehmen ist, nahm daran auch Gauguin teil.[119] Mit welchem/n Werk(en) der Künstler vorgestellt wurde, müßte allerdings noch erforscht werden; es sieht jedoch so aus, als müsse man sich dabei zunächst an die Exponate halten, die einige Monate später in München zu sehen waren. [120] August Macke besuchte jedenfalls die Berliner Schau bei Schulte und urteilte: »besonders Gauguin war fein vertreten.«[121]

Abb. 7
Inserat der Galerie Zimmermann, München, aus den Münchner Neuesten Nachrichten, 1908

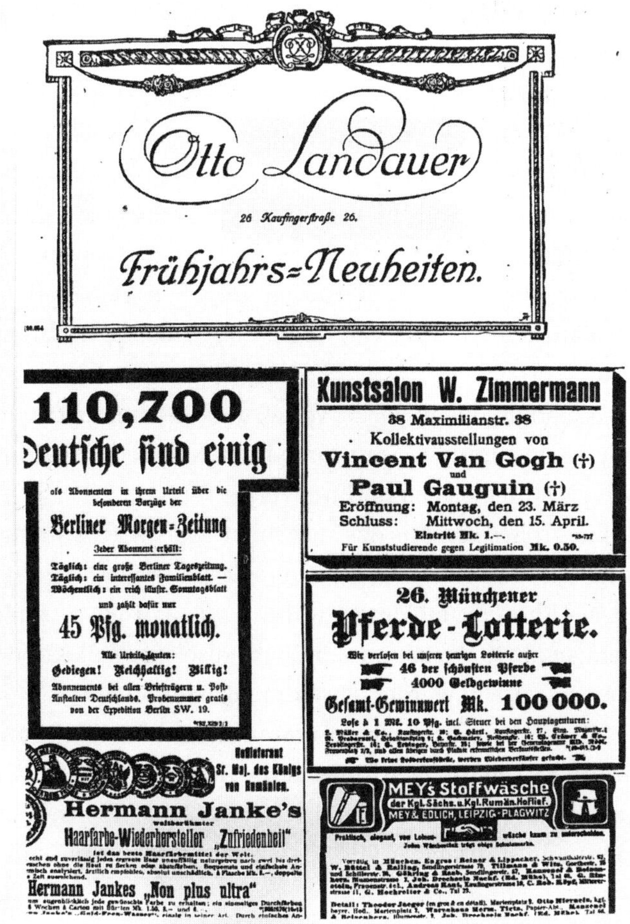

Von November 1907 bis Januar 1908 wurde Gauguins Schrift *Noa Noa* in der Zeitschrift *Kunst und Künstler* erstmals in deutscher Übersetzung auszugsweise und in drei Folgen gedruckt.[122] So konnte nun auch der des Französischen nicht mächtigen Leserschaft die Möglichkeit geboten werden, die literarischen Notate des Künstlers kennenzulernen. Daß sich die Zeitschrift damit nicht nur Freunde gemacht haben dürfte, geht aus zeitgenössischen Artikeln hervor, die beispielsweise in der *Vossischen Zeitung* erschienen und die die reservierte, wenn nicht feindselige Haltung nicht weniger Kritiker, Galeristen und Künstler sowie des großen Publikums spiegeln:

»Die Cézanne-, Van Gogh- und Gauguin-Verehrung hatte als erste Priester Kritiker, die sich darin gefallen, die Gewohnheiten des Publikums vor den Kopf zu stoßen. Sie sagten sich: ›Wir wollen einmal unsere Fähigkeit zum Weismachen auf die Probe stellen. Bis jetzt haben wir der allgemeinen Bewunderung Künstler bezeichnet, die sie verdienten, und es ist uns ohne Schwierigkeit gelungen, sie ihnen zu sichern. Das war jedoch eine Aufgabe, die unser nicht würdig war. Etwas Schwereres und was uns stolz machen würde, wäre es, zwei oder drei völlig unbekannte, völlig nichtssagende Maler herauszugreifen und es fertig zu bringen, sie für Meister auszugeben. Laßt mal sehen – wen holen wir uns heran? Cézanne – nicht übel! Van Gogh, Gauguin... Da haben wir, was wir brauchen. Nun an die Arbeit!‹«[123]

Nachdem die im Verlag von Bruno Cassirer erschienene Zeitschrift *Kunst und Künstler* mit ihrem auszugsweisen Vorabdruck Neugierde auf das Buch geweckt hatte, erschien *Noa Noa* 1908 im gleichen Berliner Verlag.[124]

Ein großes Ereignis des Münchner Kunstlebens stellte im März/April 1908 eine Ausstellung mit Werken van Goghs in Brakls Moderner Kunsthandlung dar. Wie die *Münchner Neuesten Nachrichten* meldeten, waren – wie es hieß, aus dem Amsterdamer Nachlaß – nicht weniger als 98 Werke von van Gogh, »also eine Kollektion, wie sie in solchem Umfange noch niemals gezeigt wurde«, zusammengekommen.[125]

Mit mindestens einem Inserat und kleineren Meldungen in den *Münchner Neuesten Nachrichten* wurde darüber hinaus eine Ausstellung mit Werken von van Gogh und Gauguin angekündigt, die etwa zeitgleich, vom 23. März bis 15. April 1908, im Kunstsalon W. Zimmermann stattfand.[126] *(Abb. 7)* Gezeigt wurden von Gauguin acht Werke:

Kat.nr.

14	*Landschaft aus Tahiti*
15	*Aus der Umgebung von Paris*
16	*Landschaft aus der Normandie*
17	*Landschaft aus der Normandie*
18	*Der Hohlweg*
19	*Landschaft aus Pont-Aven*
20	*Die Tränke*
21	*Französischer Marktflecken*[127]

Der Hohlweg dürfte identisch sein mit *Le chemin creux* (1884, W 111bis), einem wohl in der Umgebung von Rouen, also in der Normandie entstandenen Gemälde. *Die Tränke* meinte wohl *L'Abreuvoir I* (1885, W 159) oder *L'Abreuvoir II* (1886, W 191). Die *Landschaft aus Pont-Aven* harrt dagegen ebenso noch der Identifizierung wie die anderen Werke mit allzu austauschbaren Titeln. Ob es ein größeres Echo auf diese Ausstellung in der Presse gegeben hat, müßte noch geklärt werden; zumindest in den *Münchner Neuesten Nachrichten* wurde keine Besprechung der Ausstellung bei Zimmermann abgedruckt.[128]

Zunächst eher verwunderlich, bei näherer Betrachtung seiner Vorlieben und Abneigungen dann aber plausibel ist es, daß Paul Cassirer, der herausragende Berliner Kunsthändler und Verfechter der Impressionisten, an Gauguin wohl kein größeres Interesse gehabt zu haben scheint. Offenbar zeigte er in den frühen Jahren seiner Tätigkeit als Kunsthändler nur einmal ein Werk von Gauguin, im Oktober/November 1908 innerhalb einer Gruppenausstellung.[129]

Das Jahr 1909: Gruppenausstellungen in Bremen, Düsseldorf, Hagen, Berlin und München sowie ›Von Gauguin und van Gogh zum Klassizismus‹ – ein Aufsatz von Maurice Denis in ›Kunst und Künstler‹

Während im Frühjahr 1909 in einer *Leihausstellung von Gemälden, Zeichnungen und Bildwerken aus bremischem Privatbesitz in der Kunsthalle zu Bremen* zwei Werke von Gauguin – ein *Stilleben* nicht angegebener Provenienz und eine *Landschaft* aus dem Besitz von A. W. von Heymel gezeigt wurden[130] – konnte man in der *Ausstellung für Christliche Kunst* in Düsseldorf (15. Mai - 3. Oktober) einer Lithographie von Gauguin, drei Gemälden von Bernard, vier Gemälden von Denis und zwei Gemälden von Sérusier begegnen.

Kat.nr.

BERNARD

27	*Kreuzabnahme*
28	*Der Weg navch Kalvaria*
29	*Die Verkündigung*

DENIS

187	*Die heilige Jungfrau*
188	*Huldigung für den Jesusknaben*
189	*Die Anbetung der Weisen*
189a	*Madonna*

SÉRUSIER

816 *Madonna*

817 *Verklärung Christi*[131]

Die Identifizierung der Werke von Bernards erschwert im Falle des *Wegs nach Kalvaria* die Tatsache, daß Bernard mindestens zwei Bilder malte, die zu diesem deutschen Titel passen: *Le Christ portant sa croix* (1887, L 80) und *Le Christ allant au calvaire* (1889, L 239). Die *Kreuzabnahme* meinte vermutlich Le *Christ décloué de la croix* (*Pietà*; *La déposition*) von 1890 (L 267). Mit *Verkündigung* könnten mindestens drei Varianten gleichen Titels *L'annonciation* (1886, L 29; 1889, L 216; 1890, L 266) gemeint sein. Die *Verklärung Christi* von Sérusier war vermutlich identisch mit *La Transfiguration* (1908).[132]

Offenbar erst in der zweiten Auflage des Katalogs wurde Gauguin aufgeführt: Kat.nr.

GAUGUIN

1607 *Maria*

BERNARD

28 *Der Weg nach Kalvaria*

DENIS

189a *Madonna*

187 *Die heilige Jungfrau in der Schule*

Als Leihgeber der Gauguin-Lithographie wurde Alfred Flechtheim genannt; die *Madonna* von Denis stellte das Folkwang-Museum zur Verfügung.[133]

Im Spätsommer 1909 zeigte das Hagener Folkwang Museum von Gauguin in einer Sonderausstellung neben einer Radierung aus der Mappe *Germinal* und zehn Holzschnitten »aus der Südsee-Periode« auch neun Lithographien »aus der Bretagne-Periode«.[134] Auch in einer Ausstellung der Modernen Galerie von Heinrich Thannhauser in München war Gauguin schon 1909 vertreten.[135]

Am 1. November 1909 veröffentlichte *Kunst und Künstler* den Aufsatz ›Von Gauguin und van Gogh zum Klassizismus‹ von Maurice Denis. Der Malerkollege berichtete darin auch von den Vorgängen in Pont-Aven, vom Kreis der Adepten Gauguins und von der Ausstellung bei Volpini 1889. Eine Reihe von Abbildungen begleitete den Text, doch nur ein Bild aus der Bretagne – als *Landschaft aus der Bretagne* hatte man Gauguins *Gardeuse de porcs* (1889, W 354) reproduziert – war dabei.[136]

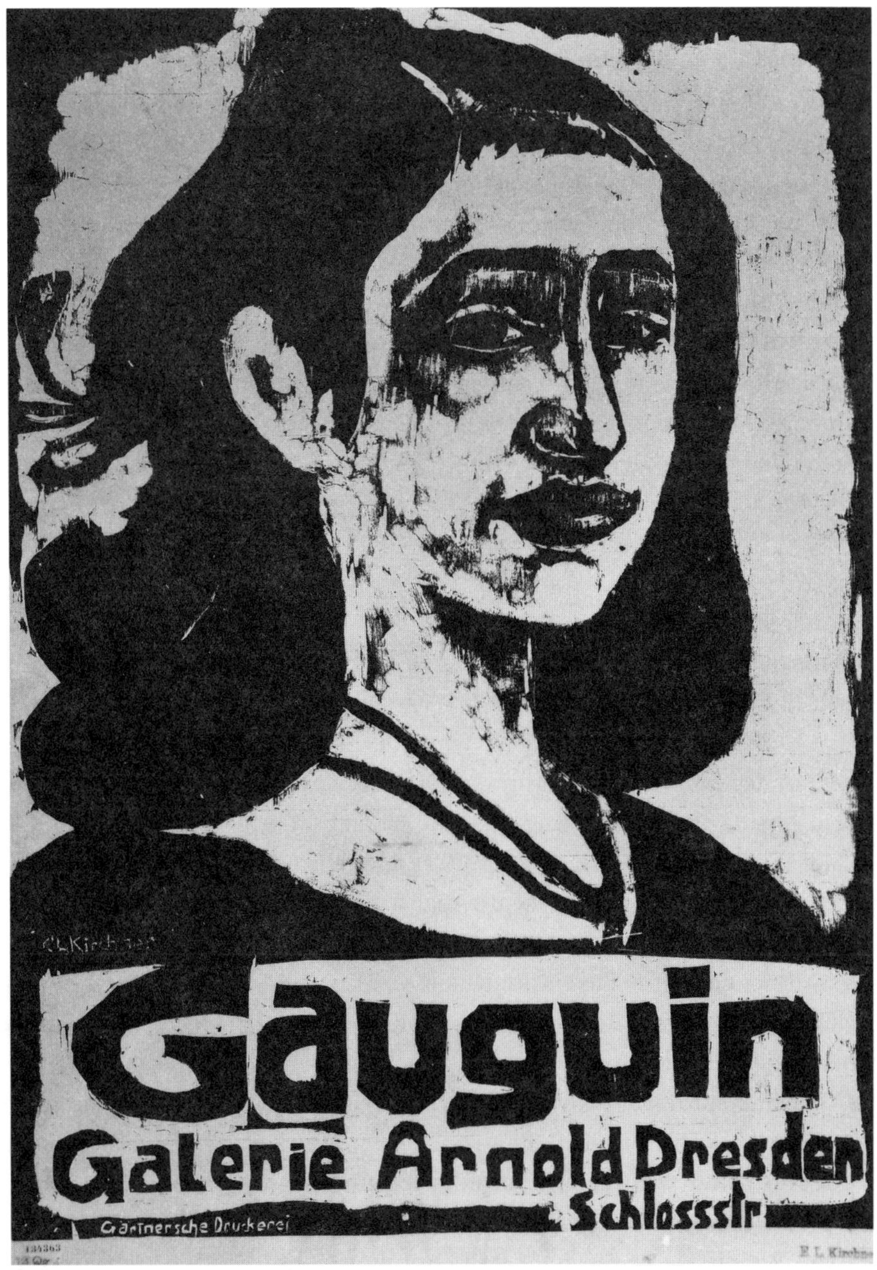

Abb. 8 Ernst Ludwig Kirchner
Plakat der Gauguin-Ausstellung, Dresden 1910 Holzschnitt
Kupferstichkabinett der Staatlichen Kunstsammlungen Dresden

Schließlich vertraten Gauguin bei der Schwarzweiß-Ausstellung der Berliner Secession, der ›XIX. Ausstellung der Secession – Zeichnende Künste‹, die vom 27. November 1909 bis 9. Januar 1910 zu sehen war, drei Lithographien. Damit war eine zweite Phase der Präsenz und Rezeption von Gauguin und der Schule von Pont-Aven in Deutschland abgeschlossen.

Zwischen dem Winter 1906/07 und jenem der Jahre 1909/10 haben die Bemühungen, Kunst von Gauguin und seines Kreises in Deutschland auszustellen, nicht abgenommen. Mit Veröffentlichung der Gauguinschrift *Noa Noa*, der Veröffentlichung von Denis' Beitrag ›Von Gauguin und van Gogh zum Klassizismus‹, der einsetzenden Verbreitung von Reproduktionen seiner Werke in Zeitschriften und den Bemühungen einzelner Galeristen und Organisatoren von Ausstellungen zeitgenössischen Kunstschaffens wurde der weg für eine neue Einzelausstellung gebahnt. Diese zweite deutsche Einzelausstellung fand in München und Dresden statt, umfaßte gut zwei Dutzend Gemälde und erfuhr ein großes Presse-Echo.

Gauguin-Ausstellung 1910 – Moderne Galerie, München Galerie Arnold, Dresden

Der Organisator der Wander-Ausstellung von 1906 und der Ausstellung französischer Kunst (mit großem Anteil von Werken Gauguins) der Wiener Galerie Miethke von 1907, Rudolf Adelbert Meyer, dürfte auch die erste größere Münchner und Dresdner Gauguin-Ausstellung organisiert haben. Diese wurde im August 1910 in der Modernen Galerie von Heinrich Thannhauser und dann im September und Oktober 1910 in der Galerie Arnold von Ludwig W. Gutbier gezeigt.[137] Sie markiert den Auftakt der dritten und letzten Phase des frühen Echos auf Gauguin in Deutschland und blieb auf Jahre die letzte Einzelausstellung des Franzosen diesseits des Rheins.

Für die Dresdner Station entwarf kein Geringerer als Ernst Ludwig Kirchner das Plakat *(Abb. 8)*. Der ›Brücke‹-Künstler gestaltete es nach Gauguins Porträt seiner Mutter, das sich heute in der Stuttgarter Staatsgalerie befindet.[138]

Zu dieser Ausstellung, wie dem Untertitel zu entnehmen ist, erschien der Artikel ›Paul Gauguin‹ von Rudolf Meyer-Riefstahl. Mit ihm wurde gleichfalls darauf aufmerksam gemacht, daß die Schau Bestände der Sammlung Vollard vorführte. Illustrationen tragen dazu bei, einige der Exponate zu identifizieren.[139]

Reproduziert wurden folgende Ölgemälde:

Menschliches Elend	*Drame au village* (wohl 1894, W 523)
Josef und Potiphar	*Joseph et la femme de Putiphar* (1896, W 536)
Auf den Marquesa-Inseln	*L'enchanteur ou Le sorcier de Hiva-Oa* (1902, W 616)
Sitzende Frauen	*Mère et fille* (1902, W 610)
Frauen unter Palmen sitzend	*Femmes près des palmiers* (1891, W 444)
Familie aus Tahiti	*Femme et deux enfants* (1901, W 595) [140]

Ein Artikel in der Zeitschrift *Der Cicerone* ist nicht nur deswegen interessant, weil sein Verfasser notierte: »... auch hat Zimmermann in der Maximilianstr. vor zwei Jahren schon einmal eine kleinere Kollektion Gauguins gebracht (...)«[141], sondern vor allem, weil er deutlich macht, daß der »umfangreichen Zusammenstellung von Werken Paul Gauguins«, die die Moderne Galerie zeigt, eine »Vorführung der Privatsammlung von A. W. von Heymel« voranging.[142]

Die *Münchner Neuesten Nachrichten* machten ihre Leser mit einem Artikel »Ueber Paul Gauguin (Gelegentlich der Ausstellung in der modernen Galerie)« von Rudolf Meyer-Riefstahl, einer kurzen Rezension und einer kleinen, vielleicht von Thannhauser lancierten Kunstnachricht aufmerksam.[143] In der Besprechung hieß es, Gauguin bilde mit Cézanne und van Gogh ein Dreigestirn, »(...) das auf die moderne Malerei Frankreichs, dann aber auch Deutschlands und der anderen Länder von ganz besonderer Einwirkung geworden ist. (...) Lehrreich ist die Ausstellung auch deswegen, weil der Mehrzahl der aufgehängten Bilder, die der Tahitiperiode Gauguins angehören, einige Stücke aus seiner bretonischen Frühzeit angegliedert sind, und man die rapide Entwicklung verfolgen kann, die sein Farbsinn genommen.«[144]

Zu den »schönsten Proben« der Kunst Gauguins zählte der Rezensent abschließend auch zwei Bilder »Groupe de Bretons« und »Paysage breton«.

Benno Rüttenauer besprach die Ausstellung in der Zeitschrift *Die Rheinlande*:

»H. Thannhausers Moderne Galerie in München hat sich das Verdienst erworben, uns das Werk des vielgenannten und wenig gekannten Paul Gauguin (...) vorzuführen. (...) Fast alle die 26 Bilder, die hier gezeigt wurden, haben in einzelnen Partien unerhört koloristische Reize, aber eben nur in einzelnen Partien. Ausnahme machen einige frühere Sachen, einige Landschaften aus der Bretagne, einige frühere Blumenstücke.«[145]

Kunst und Künstler brachte eine kurze Besprechung von Paul Fechter, der abweichend von 25 Gemälden sprach.[146] Sein Urteil lautete: »Im einzelnen giebt es Stärkeres von Gauguin (...); als Ganzes gab die Ausstellung aber ein gutes Bild seiner Besonderheit.«

»Die Anfänge unter dem Einfluss der Impressionisten«, so Fechter, »zeigte der ›Hafen‹ und die vorsichtig, fast konventionell aufgefasste Gruppe der Bretoninnen von 1886«. Des weiteren erwähnte er einen ›Christus am Ölberg – Martinique‹, eine bretonische Landschaft und eine Landschaft von Arles. »Ein sehr schönes Stück war der ›Heilige Berg‹, von einer merkwürdigen Eindringlichkeit auch im Linearen das ›menschliche Elend‹.« Farbig ganz ins Dekorative gewandt sei eine Landschaft von 1891 gewesen. Schließlich erwähnte der Rezensent auch »Joseph mit Potiphars Weib«.

Fechters Besprechung begleiteten Abbildungen auf den vorangehenden Seiten, die gleichzeitig als Illustrationen für den Essay ›Der Kampf um den Stil‹ von Curt Herrmann dienten. Mit dem Vermerk, die Bilder Gauguins seien bei Arnold ausgestellt, wurden reproduziert: als *Frauen unter Palmen* die *Femmes près des palmiers* (1891, W 444), als *Gruppe bretonischer Bäuerinnen* die Bretoninnen, die heute in München hängen (*Les quatre Bretonnes*, 1886, W 201), als *Tahitianische Familie* das Bild *Femme et deux enfants* (1901, W 595).

Zur Identität der Exponate

Da ein Katalog nicht ausfindig gemacht werden konnte, bleibt die Zusammensetzung der Ausstellung teilweise ungewiß. Unter den 25 oder 26 Exponaten befanden sich Presseberichten und Abbildungen zufolge:

Titel und Bildlegenden deutscher Presseberichte:	Titel bei Wildenstein
»einige frühere Blumenstücke«	–
›Hafen‹	*Le port de Rouen* (?) (1884, W 122) ?
	Bateaux au port (1885, W 168) ?
	Le Port de Dieppe (1885, W 169) ?
»Gruppe der Bretoninnen von 1886«	*Les quatre Bretonnes*[147]
»Groupe de Bretons«	-
Gruppe bretonischer Bäuerinnen	-
›Christus am Ölberg – Martinique‹	*Le Christ au jardin des oliviers* (1889, W 326)
»Bretonische Landschaft«	–

»Paysage breton«	–
»einige Landschaften aus der Bretagne«	–
»Landschaft von Arles«	*Ferme à Arles* (1888, W 308) ?
	Paysage d'Arles avec buisson (1888, W 310)
›Heiliger Berg‹	*Montagnes tahitiennes* (1893, W 504) ?
›Menschliches Elend‹	*Drame au village* (wohl 1894, W 523)
»Landschaft von 1891«	*HAERE MAI Venez!* (1891, W 447) ?
Frauen unter Palmen	*Femmes près des palmiers* (1891, W 444)
›Joseph mit Potiphars Weib‹	*Joseph et la femme de Putiphar* (1896, W 536)
Tahitianische Familie	*Femme et deux enfants* (1901, W 595)
Sitzende Frauen	*Mère et fille* (1902, W 610)
	Femme accroupie (1902, W 613)
Auf den Marquesa-Inseln	*L'enchanteur ou Le sorcier de Hiva-Oa* (1902, W 616)

Bis 1928 scheint keine weitere Einzelausstellung mit Werken von Gauguin in Deutschland zustandegekommen zu sein. Zu einer Gauguin-Ausstellung der kurz zuvor von Heinrich Thannhausers Sohn Justin eröffneten Berliner Dependance der Münchner Kunsthandlung hieß es 1928 in den *Schlesischen Monatsheften*, es handle sich um die erste Gauguin-Ausstellung in Deutschland seit 18 Jahren.[148]

Rudolf Adelbert Meyer alias Rudolf Meyer-Riefstahl – Ein Exkurs über den Vermittler von Ausstellungen französischer moderner Kunst

Einer der maßgeblichen Vermittler französischer moderner Kunst im Deutschland nach der Jahrhundertwende, der hier bereits vielfach als Organisator deutscher Ausstellungen genannte Rudolf Adelbert Meyer, ist mehr oder weniger völlig in Vergessenheit geraten. Daß der Spiritus rector der Wander-Ausstellung 1906/07, der Wiener Ausstellung französischer Kunst bei Miethke 1907, der Gauguin-Ausstellung bei Thannhauser und Arnold 1910 (sowie einer weiteren Thannhauser-Ausstellung 1909) durch die Maschen der Kunstgeschichtsschreibung fiel, hat mehrere Gründe: Zum einen sind die in kleiner Auflage erschienenen Kataloge und Faltblätter, zu denen er Vorworte beigesteuert hatte, nicht zuletzt durch Verluste der Bibliotheken im Zweiten Weltkrieg zu Rarissima geworden, zum anderen hat er um 1910 seinen Namen geändert und sich orientalischer Kunstgeschichte zugewendet. Außerdem emigrierte er zu Beginn des Ersten Weltkriegs in die USA. Dort verstarb er 1936. Eine Durchsicht der in Privatbesitz befindlichen Archivalien förderte zwar eine Reihe von Dokumenten zutage, die seine Biographie nach 1914 erhellen, von seiner Vita vor 1914 sind jedoch fast nur biographische Eckdaten sowie seine Schul- und Universitätsausbildung dokumentiert. Das Konvolut enthält nur einige kleinere Hinweise auf seine Aktivitäten als Vermittler von Ausstellungen und als Kritiker vor 1914, so daß er, umgekehrt, in der angelsächsischen Welt und im Gedächtnis der internationalen Gemeinschaft der Orientalisten vornehmlich als Fachmann für außereuropäische Kunst greifbar blieb.

Der 1880 in München geborene Rudolf Adelbert Meyer hatte in Göttingen und Straßburg Romanistik studiert. Zunächst wurde er, im Herbst 1903, Lektor der deutschen Sprache an der Pariser Ecole Normale Supérieure, dann 1904 Lektor der deutschen Sprache an der Sorbonne. Er wurde 1904 promoviert. Wohl 1910 änderte er seinen Namen in Rudolf Meyer-Riefstahl – nach dem Mädchennamen seiner Mutter – später in Riefstahl, unter Beibehaltung des väterlichen Namens.[149] Dieser Namenswechsel trug wohl vorwiegend dazu bei, daß man mit R. A. Meyer und R. Meyer-Riefstahl nicht ein und dieselbe Person verband, sondern zwei verschiedene. Nachdem er 1915 in die Vereinigte Staaten ausgewandert und 1922 eingebürgert worden war, setzte er seine rege publizistische Tätigkeit fort und wurde als Forscher und akademischer Lehrer an Museen und Universitäten, vor allem in New York, aktiv.

Der Romanist hatte offenbar früh ein großes Interesse an Kunst – zunächst zumindest an neuerer und zeitgenössischer Malerei – gehabt. 1907 war er ›Delegierter für Frankreich, Belgien und Holland‹ der *Internationalen Kunst-Ausstellung* in Mannheim, 1910/11 war er Mitglied des ›executive committee‹ der Ausstellung ›Manet and the Postimpressionists‹, die von den Londoner Grafton Galleries gezeigt wurde. Spuren hinterließ er vor allem durch Artikel zur französischen Malerei in renommierten deutschen, französischen und englischen Zeitschriften. Seit 1911 trat er vorwiegend als Verfasser von Beiträgen englischsprachiger Periodika auf, die islamischer Kunst gewidmet waren. Sicherlich war für diese neue Orientierung die Münchner Ausstellung islamischer Kunst 1910, zu der er aus Paris Werke beschaffte und über die er drei Artikel veröffentlichte, ausschlaggebend. Schon 1907 hatte er es für die genannte Mannheimer Ausstellung übernommen, Werke japanischer Kunst auszuwählen. In den Jahren vor dem Ersten Weltkrieg war er in Paris als Kunsthändler tätig gewesen und hatte in Kontakt gestanden zu Osthaus und Georg Swarzenski, dem Direktor des Städels in Frankfurt. Während er dem Leiter des Folkwang-Museums bereits als Fachmann für außereuropäische Kunst diente, hatte er Swarzenski gegenüber noch von seinen Beziehungen hinsichtlich französischer moderner Malerei profitieren wollen. Meyer-Riefstahl war vor 1914 eine feste Größe des Pariser Milieus der Händler und Sammler orientalischer Kunst. In den USA galt er später als herausragender Spezialist auf diesem Gebiet. Auf langjährigen Expeditionen machte er sich einen Namen vor allem als Kenner türkischer und persischer Kunst. In dieser Eigenschaft wurde er auch als Berater, Leihgeber und Autor für einschlägige Kunsthandlungen und öffentliche wie private Sammlungen herangezogen.[150]

Gruppenausstellungen 1910 und 1911: Leipzig, Köln und Mannheim

Schließlich sei für das Jahr 1910 ergänzt, daß Gauguin bei der *Ausstellung französischer Kunst des 18., 19. und 20. Jahrhunderts* des Leipziger Kunstvereins (Oktober / November 1910) mit einem Gemälde *Bretonische Fischer* vertreten war.[151]

Ein wichtiges Ereignis im rheinischen Kunstleben über die Domstadt hinaus waren die Aktivitäten des Kölner ›Gereonsclubs‹. Dessen Gründung ist eng verbunden mit Emmy Worringer und Olga Oppenheimer, einer Schülerin Sérusiers.[152] An der ersten Ausstellung des ›Gereonsclubs‹, im Januar 1911, war laut Plakat auch Sérusier beteiligt.

Im Frühjahr vertraten Gauguin bei der Mannheimer *Ausstellung internationaler Graphik des XIX. Jahrhunderts* unter Kat.nr. 194 *4 Blatt aus der Folge von 10 Lithographien.*[153]

Im Oktober 1911 veranstaltete man in Köln eine Ausstellung ›Kunst unserer Zeit in Kölner Privatbesitz‹. Besichtigt werden konnten die Gemälde

Kat.nr.	
GAUGUIN	
38	*Berittene Tahitaner am Meeresrande*
SÉRUSIER	
91	*Savoyardin*
92	*Landschaft*
93	*Mutter mit Kind*

Während der dort ausgestellte Gauguin Dr. Emil vom Rath gehörte, traten als Leihgeber der *Savoyardin* Landrichter Joseph Koppel, als Leihgeberin der beiden anderen Werke von Sérusier Emmy Worringer auf.[154] Die *Savoyardin* war identisch mit dem Bild *La savoyarde (La tricoteuse)* von 1890, das sich heute ebenfalls in der im Museum Würth gezeigten Sammlung befindet.[155]

Das Jahr 1912: Die Ausstellung des Sonderbundes in Köln und andere Ausstellungsbeteiligungen in Köln, Frankfurt am Main und Barmen

Die Kölner Sonderbund-Ausstellung gilt als eine der bedeutendsten Ausstellungen moderner Kunst vor 1914. Wie anfangs bereits erwähnt, wurde Gauguin dabei gemeinsam mit Cézanne und van Gogh besonders geehrt – als einer der Pioniere moderner Malerei der jüngeren Vergangenheit und Leitfigur der zeitgenössischen Kunst. Über zwanzig Werke von Gauguin aus verschiedenen Schaffensphasen waren vertreten, vieles stammte aus deutschen Sammlungen:

Kat.nr.		
152	*Stilleben mit männlichem Kopf,*	1886
	Besitzer Baron Moritz Leopold Herzog, Budapest	
153	*Weibliches Porträt-Brustbild*	"
154	*Vincent van Gogh vor der Staffelei mit Sonnenblumen*	1888
	Besitzer Frau J. Cohen Gosschalk-Bonger, Amsterdam	
155	*Tisch mit 3 fressenden Hündchen*	"
156	*Tangsammler*	1889
	Besitzer K. E. Osthaus, Hagen	
157	*Landschaft aus der Bretagne*	"
	Besitzer Prof. Curt Herrmann, Charlottenburg	
158	*Nègreries Martinique* (Gouache)	1890
159	*Bretonischer Gänsejunge*	
160	*Aus der Bretagne* (Aquarell)	1890
	Besitzer A. von Jawlensky, München	
160a	*Bildnis der Mutter Gauguins*	"
161	*Wäscherinnen (Tahiti)*	1891
162	*Hütte zwischen Bäumen (Tahiti)*	1892
163	*Auf Tahiti*, Fächer (Aquarell)	
164	*Tahitanerin mit Hund*	"
	Besitzer Bernhard Koehler, Berlin	
164a	*Tahitanermädchen* (Pastell)	"
165	*Kopf einer Tahitanerin*	

166	*Nirvana (Tahiti)*	
167	*Poèmes barbares (Tahiti)*	1896
168	*Nevermore*	1897
169	*Mädchenkopf (Tahiti)*	
170	*Frauen unter Mangobäumen*	
	Besitzer Dr. Alfred Wolff, München	
171	*L'invocation*	
	Besitzer Frau Elsa Tischner von Durant, Freising	
172	*Der Ruf (Dominique)*, 1902	
	Besitzer Hofrat Dr. Wolf Kohner, Budapest	
173	*Reiter am Strande (Dominique)*	
	Bes. Geh. Komm.-R. Dr. Emil vom Rath, Cöln	
173a	*Hafenbild*	
	Besitzer Frau Georg Wolde, Bremen[156]	

Dabei waren aus der Bretagne – zu den Leihgebern gehörten Karl Ernst Osthaus, Curt Herrmann und Alexej von Jawlensky – folgende Werke vertreten:

152	*Stilleben mit männlichem Kopf*	1886
	Besitzer Baron Moritz Leopold Herzog, Budapest	
155	*Tisch mit 3 fressenden Hündchen*	1888
156	*Tangsammler*	1889
	Besitzer K. E. Osthaus	
157	*Landschaft aus der Bretagne*	
	Besitzer Prof. Curt Herrmann, Charlottenburg	
158	*Nègreries Martinique* (Gouache)	1890[157]
159	*Bretonischer Gänsejunge*	
160	*Aus der Bretagne* (Aquarell)	1890[158]
	Besitzer A. von Jawlensky, München	
160a	*Bildnis der Mutter Gauguins*	1890[159]

Die nun im Museum Würth vertretene *Stilleben mit dem Profil von Laval (Nature morte au profil de Laval, 1886, W 207)* (Katalog Nr. 4) von Baron Moritz Leopold Herzog in Budapest 1912 nach Köln entsandt, wurde dort als *Stilleben mit männlichem Kopf* ausgestellt.

Vom Revolutionär zum Klassiker wurde Gauguin außerdem in Frankfurt am Main, als der Frankfurter Kunstverein in der Zeit vom 18. Juli bis 30. September 1912 *Die Klassische Malerei Frankreichs im 19. Jahrhundert* zeigte, darunter sechs Gemälde Gauguins:

Kat.nr.

52 *Landschaft aus der Bretagne*
53 *Die roten Dächer*
54 *Frau aus Arles*
55 *Joseph und die Frau Potiphars*
56 *Gruppenbild*
56a *Obstpflücken*

Bis auf *Die roten Dächer* – das Bild war bereits im Besitz von Eduard Simon-Wolfskehl, Frankfurt am Main – waren alle Werke käuflich.[160]

Parallel dazu bzw. im Anschluß an diese Frankfurter Schau und auch an die Sonderbund-Ausstellung fanden in Barmen und Köln verschiedene Ausstellungen statt, in denen auch Werke von Gauguin aus rheinischem Privatbesitz zu sehen waren. In Barmen wurde im August 1912 ein Gauguin aus der Sammlung G. F. Reber (Barmen), im Dezember 1912 ein Gauguin aus der Sammlung Werner Dücker (Düsseldorf) gezeigt.[161]

Eine Ausstellung ›Kunst des 19. Jahrhunderts in Cölner Privatbesitz‹, die der Kunstverein im Wallraf-Richartz-Museum (Oktober und November) zeigte, enthielt drei Werke von Gauguin:

Kat.nr.

27 Herrenbildnis
28 Mädchenbrustbild
29 Tahitanische Waldlandschaft

Der Katalog erlaubt dank seiner Angaben und Abbildungen die Identifizierung der einzelnen Exponate und weist auf drei bei Wildenstein nicht verzeichnete frühe Gauguin-Sammler hin. Demzufolge besaß Frau Rittergutsbesitzer Chr. Goldmann das *Portrait d'homme* (1884, W 94), Herr Rittergutsbesitzer Paul von Andreae *La Femme au chignon (I)* (1886, W 184) und Carl Theodor Deichmann die *Cabane sous les arbres* (1892, W 492).[162]

Frühe Erwerbungen privater Sammler

Wie bereits dem Blick auf die vorangegangenen Exponatlisten und Leihgeberverzeichnisse der Ausstellungen bis 1912 zu entnehmen war, hatten Werke von Gauguin und in sehr beschränktem Maße auch von anderen Malern aus dem Kreis von Pont-Aven früh Eingang in deutsche Sammlungen gefunden. Zu den ersten deutschen Käufern von Werken Gauguins zählten Julius Meier-Graefe, Karl Ernst Osthaus und Harry Graf Kessler, schließlich auch Eberhard von Bodenhausen, Curt von Mutzenbecher und ihr Kreis.[163]

Spätestens seit der Ausstellung bei Vollard 1903 begannen deutsche Privatsammler, die bereits ein großes Interesse an den Impressionisten und Neo-Impressionisten sowie an van Gogh und Cézanne bekundet hatten, sich auch Gauguin zuzuwenden. Dabei übten Werke aus der Bretagne offenbar weniger Anziehungskraft aus als jene, die auf Martinique, Tahiti und den Marquesas entstanden waren.[164]

Julius Meier-Graefe

Der Kunstkritiker und -schriftsteller, »der als erster Deutscher auf die Bedeutung Gauguins und der ihm nahestehenden Schule von Pont Aven hingewiesen« hat[165], war wohl auch der erste Deutsche, der Arbeiten von Gauguin besaß *(Abb. 1)*.

1920 wurden in der Zeitschrift *Das Kunstblatt* Briefe von Gauguin an Daniel de Monfreid veröffentlicht. In einem dieser Briefe – er ist auf April 1898 datiert – schrieb Gauguin:

»Der Holländer, Meier-Graefe, der mir geschrieben hat, teilt mir mit, er besäße drei kleine Bilder von mir; ich kann mir gar nicht vorstellen, wo er sie her hat, es sei denn, dieser fürchterliche C... hätte sie ihm verkauft.

Es ist auch möglich, daß dieser unbekannte Verehrer kein Geld, aber gute Beziehungen hat: es wäre also gut, ihn zu benutzen, wenn es möglich ist. Holland ist für Bilderverkauf ein außerordentliches Land. Er müsse, schreibt er, eine schwere Arbeit auf deutsch machen, was nicht schlecht ist, denn oft kommen die guten Winde aus dem Ausland; Beweis: die Verkäufe meiner Frau zu ihrem Nutzen.«[166]

Meier-Graefe besaß also 1898 drei kleine Bilder, später wohl mindestens zwei Stücke Gauguins aus der Bretagne. Wildenstein bringt mit ihm den Fächer *Baignade (II)*, eine Arbeit (Pastell und Gouache) von 1887 (W 216) sowie das Gemälde *Bretonne en prière* (1894, W 518) in

Verbindung; beide Werke könnten aus der Sammlung Schuffenecker stammen.[167] Meier-Graefe hat sie im Oktober 1907 an Bernheim-Jeune verkauft; einige Jahre später kehrte das Gemälde nach Deutschland zurück, in die Sammlung Thea Sternheim.[168]
Der *Hagener Zeitung* zufolge war Meier-Graefe 1909 im Besitz einer großen Sammlung französischer Graphik, zu der neben Blättern von Vallotton und Toulouse-Lautrec auch solche von Gauguin – zehn frühe Lithographien und zehn Holzschnitte aus der Südsee – gehörten.[169]

Karl Ernst Osthaus

Der gebürtige Westfale (1874-1921) wurde bereits als einer der ersten angeführt, die Werke von Gauguin nach Deutschland holten *(Abb. 2)*. Obwohl bekannt ist, daß er als erster Arbeiten des Franzosen ins Museum brachte – und darüber hinaus auch Arbeiten von Bernard, Denis und Willumsen ankaufte – herrscht Unklarheit über die Chronologie der An- und Verkäufe.
Bevor Anmerkungen zur Identität der Werke von Gauguin und der Chronologie ihrer Ankäufe zu machen sein werden, ist zunächst einmal ist festzuhalten, daß es sich um folgende Werke Gauguins handelte:

Damals übliche deutsche Titel	Titel bei Wildenstein
Die Tangsammler	
Bretannische Tangsammler	*Ramasseuses de varech (II)*, 1889 (W 349)
Strandarbeit	
Tangsammlerinnen am Strande der Bretagne	
Die Welle	
Die Woge	
Mädchen unter Palmen	
Fruchtträger	*I RARO TE OVIRI. Sous les pandanus (II)*, 1891 (W 432)
	HAERE PAPE / Toilette matinale (1892, W 464)
Die Bank	*TA MATETE / Le marché* (1892, W 476)
Mädchen mit Enten	
Das Mädchen mit den Enten	*Te tiai na oe ite rata / Tu attends une lettre?* (1899, W 587)

Mädchen mit Fächer *Das Mädchen mit dem Fächer*	*Jeune fille à l'éventail* (1902, W 609)
Reiter *Die Reiter am Strande* *Am Strande*	*Cavaliers sur la plage (I)*, 1902 (W 619)
Contes Barbares	*Contes barbares* (1902, W 625)

Zur Identität der Werke von Gauguin und der Chronologie ihrer Ankäufe

Die Geschichte der An- und Verkäufe von Werken Gauguins konnte bislang nicht lückenlos aufgeklärt werden. Grundlage der weiteren Ausführungen sind Veröffentlichungen zweier maßgeblicher Kenner der Sammlung, deren Darstellungen sich teilweise decken, ergänzen und widersprechen. Darüber hinaus werden bisher offenbar unberücksichtigte Quellen herangezogen.

Paul Vogt zufolge habe Osthaus sich 1903 durch einen Vermittler fünf Bilder Gauguins von Vollard schicken lassen; im Oktober 1903 habe er die bereits fest reservierten Bilder *Die Woge* und *TA MATETE* sowie darüber hinaus zwei weitere Bilder, darunter die *Contes Barbares* erworben. Ein Bild habe er zurückgeschickt. Infolgedessen habe Osthaus 1903 also vier Werke besessen, von denen Vogt drei eindeutig bezeichnet. 1904 habe Osthaus dann die *Tangsammler*, das *Mädchen mit Fächer* und die *Reiter am Strand* gekauft.[170] Osthaus soll demnach 1904 sieben Bilder von Gauguin besessen haben, von denen Vogt sechs benannte. Nicht in dieser Aufstellung enthalten sind *HAERE PAPE* und *Te tiai na oe ite rata / Tu attends une lettre?*

Herta Hesse-Frielinghaus zufolge erwarb Osthaus bereits im Mai 1903 zwei Bilder. Anscheinend geht aus der Quittung, die Vollard ihm darüber ausstellte, nicht hervor, um welche Gemälde es sich dabei handelte.[171] Sie vermutete, daß diese Bilder *HAERE PAPE / Toilette matinale* und die in der Bretagne entstandenen *Ramasseuses de varech (II)* waren, denn Anfang Oktober 1903 seien diese Bilder (mit Bezug auf die *Rheinisch-Westfälische Zeitung*) im Museum nachweisbar.[172]

Drei Tage nach Erscheinen der Zeitungsmeldung schickte Vollard, auch Hesse-Frielinghaus gemäß, fünf (weitere) Gemälde Gauguins nach Hagen, darunter *TA MATETE / Le Marché, I RARO TE OVIRI / Sous les pandanus (II)* und *Contes barbares*.[173]

Osthaus hatte nun sieben Bilder von Gauguin in seinem Haus und veranstaltete damit eine Ausstellung (Dezember 1903).

Von den fünf zur Ansicht erhaltenen Gemälden erwarb er offenbar vier (darunter die drei identifizierten Bilder *TA MATETE / Le Marché, I RARO TE OVIRI / Sous les pandanus (II)* und *Contes barbares*, gemäß Vogt und Hesse-Frielinghaus; nach Ansicht von Hesse-Frielinghaus könnte es sich bei dem vierten Bild um *Te tiai na oe ite rata / Tu attends une lettre?* gehandelt haben), so daß er Anfang 1904 bereits vier (*TA MATETE / Le Marché, I RARO TE OVIRI / Sous les pandanus (II)* und *Contes barbares*, zuzüglich dem von Vogt nicht identifizierten Bild, in dem Hesse-Frielinghaus *Te tiai na oe ite rata / Tu attends une lettre?* vermutete) oder sechs (zuzüglich der laut Hesse-Frielinghaus bereits im Oktober 1903 in Hagen befindlichen Bilder *HAERE PAPE / Toilette matinale* und *Ramasseuses de varech [II]*) Gemälde Gauguins besessen hätte. Eine Unsicherheit ergibt sich daraus, daß Osthaus *HAERE PAPE* nicht lange behielt (spätestens 1906 ist es wieder im Pariser Kunsthandel) und allgemein auch Werke in seiner Villa beherbergte, die weitestgehend den Blicken des Publikums und der Kunstkritiker entzogen waren.[174]

Als sicher gilt, sowohl Vogt als auch Hesse-Frielinghaus zufolge, daß Osthaus 1904 die *Jeune fille à l'éventail* und die *Cavaliers sur la plage (I)* erwarb.

Sowohl Vogt als auch Hesse-Frielinghaus zufolge waren also 1904 die sechs Gemälde *TA MATETE / Le marché, Les Ramasseuses de varech, I RARO TE OVIRI / Sous les Pandanus (II), Contes Barbares, Jeune Fille à l'éventail* und *Cavaliers sur la plage (I)*, vielleicht auch, als siebtes Gemälde, *Te tiai na oe ite rata / Tu attends une lettre ?* im Besitze des Hagener Sammlers.[175]

Osthaus resümierte in einem Jahresbericht, der offensichtlich im Oktober 1904 oder Anfang 1905 erschien:

»Fünf Hauptwerke von Gauguin, je eines von Morice (sic) Denis und Henry de Groux haben die Sammlung französischer Meisterwerke des letzten Jahrhunderts zu einer Abrundung gebracht, die sie außerhalb von Paris wohl nirgendwo besitzt. (...) In monatlichem Wechsel wurden Bilder-Kollektive von Kalckreuth, Gauguin, Rohlfs, Weiß, Maurice Denis und Willumsen gezeigt, daneben Zeichnungen von Puvis de Chavannes, Gauguin und van Gogh.«[176]

In Meier-Graefes im Frühjahr 1904 erschienener *Entwickelungsgeschichte*, deren Manuskript sicherlich recht kurzfristig, Ende 1903, beendet wurde, hieß es ebenfalls:

»Von Museen rühmt sich bis heute nur das Folkwang Museum in Hagen, Gauguin zu besitzen, und zwar fünf Gemälde aus allen Zeiten, darunter mehrere bedeutende Bilder (...).«[177] Wichtig ist dabei, daß, wie Meier-Graefe betonte, verschiedene Schaffensphasen vertreten waren.

Das 1905 erschienene *Jahrbuch der Bildenden Kunst 1905/06* listete sechs Gauguins auf: *Die Bank, Mädchen unter Palmen, Mädchen mit Enten, Mädchen mit Fächer, Reiter, Contes Barbares.*[178] Die *Ramasseuses de varech*, die als schon im Oktober 1903 im Bestand des Hagener Museums beschrieben wurden, sind darin also nicht aufgeführt.

Im Feuilleton der *Frankfurter Zeitung* erschien im September 1906 ein Artikel von Robert Jacques, der später auch in die *Neue Hamburger Nachrichten* kam. Dort wurde erwähnt, daß von Gauguin in Hagen acht Bilder anzutreffen seien.[179]

Im März/April1907 trat Osthaus' Folkwang Museum als Leihgeber der großen Ausstellung französischer Kunst der Galerie Miethke in Wien auf. Entliehen – und vermutlich anschließend auch in Budapest zu sehen – waren *Am Strande* und *Strandarbeit.* Beide Gemälde waren dabei mit Pont-Aven lokalisiert. Neben den *Tangsammlern* besaß Osthaus kaum ein weiteres Bild aus der Bretagne, auf das einer dieser Titel paßt. Vermutlich waren als *Am Strande* die *Cavaliers sur la plage (I)* und als *Strandarbeit* die *Ramasseuses de varech (II)* ausgestellt.[180]

Für Paul Fechter von den *Dresdner Nachrichten* war im Juni 1907 Gauguin

»vielleicht der wertvollste Besitz des Museums, sicherlich das rein menschlich Interessanteste. Werke wie die ›Contes barbares‹ (...) geben mehr von dem eigentlichen Gauguin als das meiste, was man in Salons und Sezessionen von ihm sah. Letzte Menschlichkeiten reden hier und aus den ›Mädchen mit Enten‹, aus der ›Bank‹, in der etwas von der dumpfen Monumentalität altägyptischer Werke lebt, und zugleich ein nur durch eine unglaubliche künstlerische Kraft gebändigte Naturnähe, die fast etwas Erschreckendes hat. Das Europäischste von allen ist vielleicht das Mädchen mit dem Fächer; mehr von dem eigentlichen Gauguin besitzen die andern, die zusammen wohl das geschlossenste Bild der Wesensart des Tahitiers geben, das man heute in Deutschland sehen kann.«[181]

Im Jubiläumskatalog zum zehnjährigen Bestehen des Museums wurden 1912 folgende sieben Gemälde aufgeführt:

126 *Die Tangsammler*
127 *Die Welle*
128 *Die Bank*

129 *Das Mädchen mit den Enten*
130 *Das Mädchen mit dem Fächer*
131 *Die Reiter am Strande*
132 *Contes Barbares*

Hinzu kamen die Zeichnungen:

379 *Mädchen am Frühstückstisch*
380 *Mutter und Kind*
381 *Zwei Mädchen unter einem Baum*[182]

Übersicht zur Chronologie der Ankäufe von Gauguin-Gemälden bis 1912

Um der vorhergehenden Darlegung der komplizierten Geschichte der Ankäufe von Gauguin-Gemälden bis 1912 mit den referierten, teils widersprüchlichen Aussagen Transparenz zu verleihen, soll folgende Übersicht doe wichtigsten Ergebnisse zusammenfassen – den betreffenden Werken werden die entsprechenden Aussagen von Vogt, Hesse-Frielinghaus und die Erwähnungen oder Nicht-Erwähnungen der ältesten mir verfügbaren Dokumente in Verbindung gebracht.

Damals übliche deutsche Titel	Titel bei Wildenstein
Die Tangsammler	
Bretannische Tangsammler	
Strandarbeit	
Tangsammlerinnen am Strande der Bretagne	*Ramasseuses de varech (II)*, 1889 (W 349)

Vogt: erworben 1904, Hesse-Frielinghaus: erworben 1903, *Jahrbuch der Bildenden Kunst* 1905: nicht erwähnt, Miethke-Katalog 1907: erwähnt.

Die Welle
Die Woge
Mädchen unter Palmen
Fruchtträger — *I RARO TE OVIRI. Sous les pandanus (II)*, 1891 (W 432)

Vogt: erworben 1903, Hesse-Frielinghaus: erworben 1903,
Jahrbuch der Bildenden Kunst 1905: erwähnt.

HAERE PAPE / Toilette matinale (1892, W 464)

Vogt: nicht erwähnt, Hesse-Frielinghaus: erworben 1903, *Jahrbuch der Bildenden Kunst* 1905: nicht erwähnt.

Die Bank — *TA MATETE / Le marché* (1892, W 476)

Vogt: erworben 1903, Hesse-Frielinghaus: erworben 1903, *Jahrbuch der Bildenden Kunst* 1905: erwähnt.

Mädchen mit Enten
Das Mädchen mit den Enten — *Te tiai na oe ite rata / Tu attends une lettre?* (1899, W 587)

Vogt: nicht erwähnt, Hesse-Frielinghaus: erworben vielleicht 1903, *Jahrbuch der Bildenden Kunst* 1905: erwähnt.

Mädchen mit Fächer
Das Mädchen mit dem Fächer — *Jeune fille à l'éventail* (1902, W 609)

Vogt: erworben 1904, Hesse-Frielinghaus: erworben 1904, *Jahrbuch der Bildenden Kunst* 1905: erwähnt.

Reiter
Die Reiter am Strande
Am Strande — *Cavaliers sur la plage (I)*, 1902 (W 619)

Vogt: erworben 1904, Hesse-Frielinghaus: erworben 1904, *Jahrbuch der Bildenden Kunst* 1905: erwähnt, Miethke-Katalog 1907: erwähnt.

Contes Barbares	*Contes barbares* (1902, W 625)

Vogt: erworben 1903, Hesse-Frielinghaus: erworben 1903, *Jahrbuch der Bildenden Kunst* 1905: erwähnt.

Weitere An- und Verkäufe nach 1912

1913 erwarb Osthaus von Pola Gauguin, dem Sohn des Künstlers, drei graphische Blätter und eine Holzfigur.[183]

Während des Ersten Weltkriegs mußte er sich jedoch von vielem trennen. Das Gemälde *TA MATETE* wurde über Cassirer versteigert. Zu einem unbestimmten Zeitpunkt veräußerte er auch *I RARO TE OVIRI. Sous les pandanus (II)* und *Te tiai na oe ite rata / Tu attends une lettre?* Vermutlich war ersteres identisch mit einem Bild *Fruchtträger*, das Osthaus 1916 offenbar Frau Kröller-Müller anbot.[184]

In einer Aufstellung ›Die »Kunst der Lebenden« in den Deutschen Museen‹ sind 1920 – ein Jahr vor Osthaus' Tod – nurmehr vier Gemälde verzeichet: *Tangsammlerinnen am Strande der Bretagne, Mädchen mit dem Fächer, Reiter am Strande* und *Contes barbares*.[185]

Neben diesen Gemälden registrierte Agnes Waldstein 1929 im Bestandskatalog des Essener Museums Folkwang die Zeichnungen von Gauguin sowie die 1913 erworbene Holzfigur nicht mehr, wohl aber fünf Lithographien von ihm.[186]

Bernard, Denis und Willumsen im Museum Folkwang

Laut Jubiläumskatalog besaß Osthaus außerdem:
Kat.nr.

BERNARD

110	*Der Zaubergarten*, 1892
111	*Afrikanerin*, 1895

DENIS

120	*Madonna*, um 1898
370–376	*Stimmungen* (Zeichnungen)
377	*Mädchenakt*

WILLUMSEN

294	*Nackter Knabe am Strand*, 1902 (Aquarell)

Osthaus hatte in dem zitierten Jahresbericht, der im Oktober 1904 oder Anfang 1905 erschien, notiert, ein Werk von Denis angekauft und Bilder-Kollektive u.a. von Maurice Denis und Willumsen ausgestellt zu haben. Im *Jahrbuch der Bildenden Kunst* wurde 1905 von Denis das Gemälde *Mutter und Kind* erwähnt.[187]

1906 wurde in einem Rechenschaftsbericht, den die *Hagener Zeitung* abdruckte, eine Ausstellung mit Werken von Bernard erwähnt. Auch im April 1909 zeigte das Folkwang-Museum Bernard.[188]

1929 erwähnte Waldstein im Bestandskatalog des Essener Museums Folkwang Bernards *Zaubergarten* nicht mehr. 1929 verzeichnet waren von Denis neben der *Madonna* auch fünf Lithographien des Franzosen, nicht mehr jedoch das Bild *Mutter und Kind* ; darüber hinaus, als *Knabe am Meer*, jene Arbeit von Willumsen, die auf 1902 datiert ist.[189]

Fazit

Die Chronologie der Ankäufe Osthaus' von werken Gauguins und seines Kreises bedarf einer gründlichen Revision, die sämtliche verfügbaren Unterlagen – nicht zuletzt auch Pressemeldungen – auswertet und Ungereimtheiten und Widersprüche klärt.[190]

Eine vorläufige Bilanz lautet: Osthaus besaß Meier-Graefes und eigenem Bekunden zufolge 1904/05 fünf Werke von Gauguin und ein Gemälde von Denis. Vermutlich gehörten ihm zu diesem Zeitpunkt auch bereits Zeichnungen von Gauguin. Etwa zur gleichen Zeit muß Osthaus auch ein Bild *Knabe am Strand* von Willumsen erworben haben.[191] 1905 enthielt die Sammlung dem *Jahrbuch der Bildenden Kunst* zufolge sechs Gemälde von Gauguin und ein Gemälde von Denis. Im September 1906 soll Osthaus der *Frankfurter Zeitung* zufolge acht Werke von Gauguin sein eigen habe nennen können. 1907 werden in Wien seine *Reiter am Strand* und die *Tangsammler* gezeigt, im gleichen Jahr in der Dresdner Tagespresse die *Con-*

tes barbares, das *Mädchen mit Enten*, die *Bank* und das *Mädchen mit dem Fächer* erwähnt. 1912 werden im Jubiläumskatalog sieben Gemälde verzeichnet; zu den 1907 im Miethke-Katalog und in der Presse genannten sechs (*Die Reiter am Strande*, *Die Tangsammler*, *Contes Barbares*, *Das Mädchen mit den Enten*, *Die Bank* und *Das Mädchen mit dem Fächer*) kam schließlich noch *Die Welle*, in Hagen seit 1903.

Im gleichen Jahr, 1912, war das Gemälde *Les trois petits chiens* (1888, W 293), die japonistische Komposition aus der Bretagne, bei der Kölner Ausstellung des Sonderbunds zu sehen. Für Osthaus als Besitzer des Werkes (gemäß Wildenstein), das als *Tisch mit 3 fressenden Hündchen* zu sehen war[192] und später auch *Gedeckter Tisch mit drei Dackeln* genannt wurde, scheint es keine Hinweise zu geben. Es ist offenbar weder in der Presse noch bei Vogt und Hesse-Frielinghaus erwähnt worden und nicht in dem im Sommer 1912 erschienenen Jubiläumskatalog aufgeführt.[193]

Harry Graf Kessler

Neben Karl Ernst Osthaus war Harry Graf Kessler (1868-1937), der Initiator der Weimarer Gauguin-Ausstellung, einer der ersten deutschen Gauguin-Sammler. *(Abb. 4)* Kessler hat bei der postumen Vollard-Ausstellung im November 1903 eigenem Bekunden zufolge eine »Kauernde« gekauft, womit wohl *Manaò tupapaú / L'esprit des morts veille* (W 457, 1892) gemeint war.[194] Im Berliner Kupferstichkabinett wird ein Farbholzschnitt *Maruru (Merci)* von 1893/94 (aus der Folge *Noa Noa*) aufbewahrt, der sich ebenfalls in seiner Sammlung befand.[195]

Felix vom Rath

Jawlensky erinnerte sich 1937 daran, 1904 im Münchner Hause des Juristen und Musikers Felix vom Rath (1866-1905) das erstemal einem Gemälde von Gauguin begegnet zu sein. Der russische Künstler entsann sich, das Bild sehr gemocht zu haben; auch habe es ihn sehr beschäftigt. Es handelte sich dabei wohl um die *Cavaliers à la plage (II)* (1902, W 620).[196] Dieses Bild befand sich später bei Emil vom Rath (Köln), bevor es per Schenkung in das Wallraf-Richartz-Museum gelangte.

Eberhard Freiherr von Bodenhausen

Der Kunsthistoriker, Jurist, Mitbegründer des *Pan* und Wirtschaftmanager Eberhard von Bodenhausen (1868-1918), der Meier-Graefe, Kessler und von Mutzenbecher nahestand, hatte sich auch als Sammler französischer Kunst einen Namen gemacht. Es heißt, er habe auch Gauguin(s) besessen. Wildenstein brachte *L'Invocation* (1903, W 635) mit ihm in Verbindung.[197]

Curt von Mutzenbecher

Von dem frühen Gauguin-Sammler Curt von Mutzenbecher (1866-1938), Intendant des Wiesbadner Theaters, wissen wir durch einen Brief von Eberhard von Bodenhausen an Hugo von Hofmannsthal. Am 20. März 1906 teilte er dem österreichischen Schriftsteller aus Paris mit, »geradezu fabelhafte Sachen für Mutzenbecher gekauft« zu haben, darunter Gauguin.[198] Und in einem Brief an Harry Graf Kessler bedankte sich von Mutzenbecher am 7. April 1907 »für die Übersendung des *Gauguin* an dessen Lektüre« er sich »als glücklicher Besitzer zweier seiner Bilder unverzüglich machen werde.« Mindestens ein Werk ist – Wildenstein zufolge – zu identifizieren: *Les lavandières à Arles (I)* (W 302). Jan Kneher zufolge besaß von Mutzenbecher 1904 drei Gemälde des Franzosen: als *Kinderfrühstück, Thahitianische Legende* und *Die Sonne sinkt* waren diese 1904 in Weimar ausgestellt. Während es sich bei dem *Kinderfrühstück* vielleicht um *Le Repas ou les Bananes* (1891, W 427) und bei der *Thahitianischen Legende* möglicherweise um eine der zahlreichen geheimnisvollen Szenen in der Art der Varianten zu *Contes barbares* gehandelt hat, könnte *Die Sonne sinkt* identisch gewesen sein mit einem bei Wildenstein als verschollen bezeichneten Gemälde *Tapera mahana. Le coucher de soleil* (1892, W 473), von dem es dort auch heißt: »Ce tableau fut reproduit dans un livre ou un catalogue d'exposition, en Allemagne, sous le no. 11: nous ne le connaissons que par cette reproduction détachée de l'ouvrage.«[199]

Stober

Ein Mannheimer Architekt namens Stober besaß 1907 die von Sérusier gemalten *Felsen von Huelgoat*.[200] Seit 1908 befindet es sich in der Staatsgalerie in Stuttgart.[201]

Alfred Wolff

Das Vorstandsmitglied der Deutschen Bank Alfred Wolff (1866-1959), der vorwiegend in München lebte, aber auch eine mit Kunstwerken ausgestattete Wohnung in Berlin unterhielt, besaß bereits zwischen spätestens 1908 und 1911[202] von Gauguin mindestens zwei Gemälde, die *Poèmes barbares* (1896, W 547) und *NEVERMORE* (1897, W 558).

Curt Herrmann

Der Maler Curt Herrmann (1854-1929) war Besitzer eines Gemäldes von 1889, das *Dorf in der Bretagne* betitelt war und 1909 von ihm erworben wurde. Es handelte sich dabei um die *Gardeuse de porcs* (1889, W 354). Wildensteins Eintrag im Werkverzeichnis suggeriert, es sei erst nach 1926 bei Curt Herrmann, Pretzfeld, nachweisbar. Rolf Bothe machte jedoch darauf aufmerksam, daß es 1919 im Katalog der Nationalgalerie, Berlin, als Leihgabe aufgeführt worden ist.[203] Als *Bretonische Landschaft* im Besitze Herrmanns fand es außerdem bereits 1912 Beachtung[204], im gleichen Jahr wurde es als *Landschaft aus der Bretagne* und mit Kennzeichnung der Provenienz bei der Kölner Sonderbund-Ausstellung gezeigt.[205]

Alfred W. Heymel

Der aus Dresden stammende Mitbegründer der *Insel* Alfred W. Heymel (1878-1914), der seit 1898 in München, zwischenzeitlich in Bremen und ab 1910 wieder in München lebte, gehörte zum Kreis um van de Velde, Kessler und Bodenhausen. Er besaß eine Reihe von Werken französischer Kunst, darunter wohl mehrere von Gauguin, Genaueres steht aber nicht fest.[206] Nachweisbar ist zumindest eine *Landschaft*, die 1909 (wie angeführt) in Bremen ausgestellt war. Zu Unrecht verbunden ist sein Name vor allem mit *TA MATETE / Le Marché*, einem Bild das in Deutschland auch *Die Bank* hieß und sich lange Zeit bei Osthaus befand. Bei der Auktion Heymel, die Hugo Helbing (München) bei Paul Cassirer in Berlin durchführen ließ, hat das Gemälde zwar seinen Besitzer gewechselt – der Frankfurter Sammler Robert von Hirsch erwarb es –, doch Heymel hat dieses Bild nie besessen.[207]

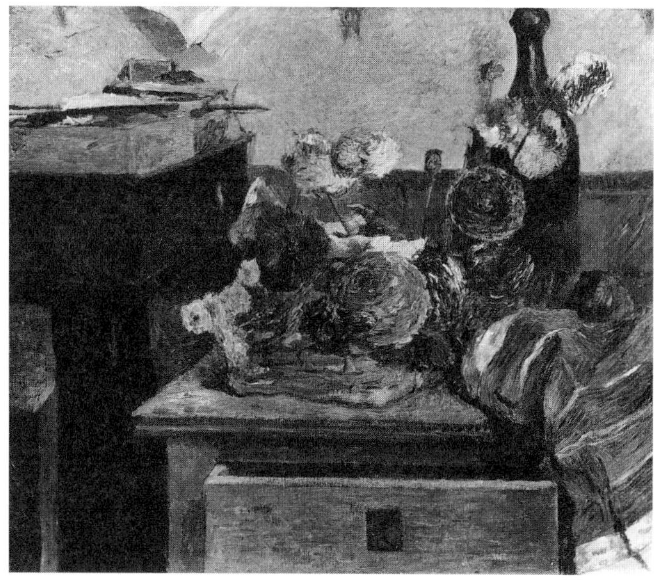

Abb. 9
Paul Gauguin
Stilleben
Kunsthalle Bremen

Bernhard Koehler

Der Berliner Sammler (1841-1927) – Mäzen August Mackes und des Blauen Reiters – hat 1910 von Gauguin ein Bild aus dem Jahre 1892 erworben, »Maori-Frau mit Hund« / *E Haere oe i hia – Où vas-tu? (I)*. 1912 kaufte er Gauguins Bildnis der Mutter hinzu, *La mère de l'artiste* (W 385, 1890), Beide Werke befinden sich heute in der Stuttgarter Staatsgalerie.[208]

Oskar Schmitz

In Blasewitz bei Dresden befand sich in der Sammlung Oskar Schmitz schon 1909 ein Stilleben mit Blumen. Das Gemälde *Bouquet de fleurs* (W 594; 1899) soll auf Tahiti entstanden sein.[209]

Julius Stern

Der 1914 verstorbene Direktor der Nationalbank für Deutschland Julius Stern und seine Gattin Malgonia hatten eine umfangreiche Sammlung deutscher und französischer Kunst zusammengetragen.[210] Von Gauguin besaßen sie 1910 offenbar zwei Werke; sie wurden 1916 in Berlin versteigert: als *Landschaft in Samoa* kam das Bild *Près des Huttes* (1901, W 601) unter den Hammer, als *Tahitanerin, unter einem Baume lagernd* wechselte das Aquarell *TE ARII VAHINE* seinen Besitzer.[211]

Leopold Biermann

Der Bremer Sammler (1875-1922) besaß *Rouen. Les toits bleus* (W 100, 1884), das seinerzeit als *Bretonische Landschaft* bezeichnet worden war.[212] Das Gemälde, 1928 bei der Berliner Gauguin-Ausstellung der Galerie Thannhauser vertreten, befand sich lange im Besitz der Witwe Alix Biermann und gelangte dann in die Sammlung Oskar Reinhart, Winterthur.[213] Ebenso wie diese vermeintliche *Bretonische Landschaft* wurde 1918 in einer *Ausstellung von Meisterwerken der modernen Malerei aus Bremischem Privatbesitz* aus der Sammlung Biermann ein *Stilleben* von Gauguin ausgestellt.[214]

Emil vom Rath

Der Kölner, seines Zeichens Geheimer Kommerzien-Rat, besaß die *Cavaliers sur la plage (II)* (1902, W 620), eine dem aus der Folkwang-Sammlung von Osthaus stammenden, heute noch in Essen befindlichen Bild *Cavaliers sur la plage (I)* (1902, W 619) sehr ähnliche Komposition. Raths Bild war 1912 bei der Sonderbund-Ausstellung zu sehen[215] und befand sich nach der Jahrhundertwende im Münchner Haus von Felix vom Rath, wie wir indirekt Jawlenskys Erinnerungen entnehmen können.

Joseph Koppel

Der Landrichter Joseph Koppel (Köln), Mitglied im Arbeitsausschuß der Kölner Sonderbund-Ausstellung 1912, trat 1911, wie genannt, als Leihgeber der *Savoyardin* auf, identisch mit einem Gemälde *La savoyarde (La tricoteuse)* von 1890 im Besitz der hier gezeigten Sammlung.

Emmy Worringer

Für die gleiche Ausstellung stellte Emmy Worringer, wie genannt, als Leihgeberin zwei andere Werke von Sérusier zur Verfügung.

Eduard Simon-Wolfskehl

Als der Frankfurter Kunstverein 1912 *Die Klassische Malerei Frankreichs im 19. Jahrhundert* zeigte, befand sich, wie genannt, unter den sechs Gemälden Gauguins auch eine Leihgabe des Frankfurters Eduard Simon-Wolfskehl: *Die roten Dächer.*

G. F. Reber

In Barmen wurde, wie genannt, im August 1912 ein Gauguin aus der Sammlung G. F. Reber (Barmen) gezeigt.

Werner Dücker

Ebenfalls in Barmen wurde im Dezember 1912 ein Gauguin aus der Sammlung Werner Dücker (Düsseldorf) ausgestellt.

Alexej von Jawlensky

Alexej von Jawlensky (München) trat 1912 mit einem Aquarell *Aus der Bretagne* (1890) als Leihgeber bei der Sonderbund-Ausstellung 1912 auf.[216] In seinem Besitz war außerdem eine dort ebenfalls ausgestellte (verschollene?) Gouache *Nègrerie[s] Martinique* (1890, W 391).

Elsa Tischner-von Durant

Bei der Kölner Sonderbund-Ausstellung 1912 trat als Leihgeberin des Werkes *L'invocation*, wie genannt, Elsa von Tischner-Durant (Freising) auf.

Georg Wolde

Seit Juni 1945 verschwunden ist ein Stilleben von Gauguin, das der Bremer Bankier Johann-Georg Wolde (1845-1911) 1911 der Bremer Kunsthalle schenkte. Es ist nicht auszuschließen, daß es in die UdSSR gelangt ist.[217] (Abb. 9). Bei der Sonderbund-Ausstellung 1912 trat, wie genannt, Frau Georg Wolde – also Adele Wolde (1852-1932) – ferner als Leihgeberin eines *Hafenbildes* von Gauguin auf.

Frau Chr. Goldmann

1912 gehörte, wie genannt, Frau Rittergutsbesitzer Chr. Goldmann (Köln) das *Portrait d'homme* (1884, W 94), zu sehen in der Ausstellung ›Kunst des 19. Jahrhunderts in Cölner Privatbesitz‹.

Paul von Andreae

Rittergutsbesitzer Paul von Andreae (Köln) besaß 1912, wie genannt, *La Femme au chignon (I)* (1886, W 184), wie der Katalog zur Ausstellung ›Kunst des 19. Jahrhunderts in Cölner Privatbesitz‹ belegt.

Carl Theodor Deichmann

In der Sammlung von Carl Theodor Deichmann (Köln) befand sich 1912, wie genannt, die *Cabane sous les arbres* (1892, W 492). Acht Jahre vor dem Datum, an dem Wildenstein es mit Deichmann in Verbindung brachte, war es bereits in der Ausstellung ›Kunst des 19. Jahrhunderts in Cölner Privatbesitz‹ vertreten.

Alfred Flechtheim

Der Kunsthändler (1878-1937), der vor allem mit seinen Galerien in Düsseldorf und Berlin bekannt wurde, bewahrte zahlreiche Werke prominenter Künstler in seiner Privatsammlung auf. In seinem Tagebuch hatte er 1913 einen »Akt« und ein »Stilleben« von Gauguin aufgeführt.[218] Bereits 1909 war er als Leihgeber der Gauguin-Lithographie aufgetreten, die bei der Düsseldorfer *Ausstellung für christliche Kunst* gezeigt wurde.

Thea Sternheim

Die Frau des Dramatikers Carl Sternheim[219], mußte sich 1919 von zahlreichen Kunstwerken ihrer Sammlung trennen. Von Gauguin wurden bei einer am 11.2.1919 in Amsterdam stattfindenden Auktion das Gemälde *Bretonne en prière / Betendes Bretonenmädchen* (1894, W 518) und *Les trois petits chiens / Gedeckter Tisch mit drei Dackeln* (1888, W 293) veräußert.[220] Während ersteres über die Berliner Dependance der Galerie Flechtheim in die Sammlung

Dr. Reber gelangte und so sich noch eine Weile in Deutschland befand, gelangte das Bild der drei kleinen Hunde auf dem Tisch in die USA.

Hugo Nathan

In der Frankfurter Sammlung Hugo Nathan befand sich 1917 die *Rue de Tahiti* (W 441; 1891), die Georg Swarzenski, Direktor des Städelschen Kunstinstituts, als *Dorfstraße auf Tahiti* bezeichnet hatte.[221] Das sicherlich viel früher erworbene Gemälde, das bereits 1913 in Frankfurt am Main ausgestellt war, blieb noch einige Zeit bei der Witwe Martha Nathan, bevor es über die Berliner Dependance der Kunsthandlung Thannhauser in die USA gelangte.

Drei Gemälde aus der Bretagne

Wildenstein und Bodelsen führen drei Gemälde aus der Bretagne an, die sich wohl schon vor 1914 in Deutschland befanden. Dazu gehört die Landschaft *La montagne Sainte-Marguérite à Pont-Aven* (1886; W 195).[222] Ebenso wurden mit der *Nature morte à l'estampe japonaise* (1889, W 375) deutsche Stationen in Verbindung gebracht.[223] Nachweislich im deutschen Kunsthandel befand sich *Entre les lys* (1889, W 366), das Paul Cassirer am 19.2.1910 an Bernheim veräußerte, bevor es am 16.12.1912 an Otto Feldmann weiterverkauft wurde. Weitere Stationen dieses Bildes in Deutschland verband Wildenstein dann mit Mario Arbini, Frankfurt am Main (?) und der Galerie Thannhauser.[224]

Frühe Erwerbungen staatlicher Sammlungen

Ein Großteil des Archivmaterials zur Ankaufstätigkeit großer deutscher Museen im ersten Jahrzehnt unseres ausgehenden Jahrhunderts muß erst noch erschlossen werden. Vermutlich dürfte die wissenschaftliche Aufarbeitung diesbezüglicher Unterlagen – sofern sie von Bombenkrieg und Reißwolf verschont geblieben sind – auch zum Thema Gauguin und die Schule von Pont-Aven für neue Erkenntnisse sorgen.[225]

Das frühe, punktuelle Engagement von Vertretern staatlicher Sammlungen spiegeln einige bereits publizierte Fälle: Wie erwähnt, fand schon 1901 eine Graphik von Gauguin Aufnahme in das Berliner Kupferstichkabinett. Dieser Ankauf blieb kein Einzelfall in Berlin.

Hugo von Tschudi – Gauguin in Berlin und München

Henri Matisse zufolge, hat sich der Direktor der Berliner Nationalgalerie Hugo von Tschudi im Sommer 1904 in der Kunsthandlung Vollard ein Bild von Gauguin ansehen wollen.

»Sie bleiben einen Augenblick hier«, ließ Vollard Matisse – dem er gerade seine erste Einzelausstellung eingerichtet hatte und der sich in der Galerie aufhielt – wissen. »Ich nehme an, daß Herr von Tschudi, Direktor des Kaiser-Friedrich-Museums in Berlin, nach mir fragen wird. Sagen sie ihm bitte, daß ich den ganzen Morgen Erledigungen zu machen habe. Wenn er verärgert wirkt und von Gauguin spricht, zeigen sie ihm dieses Gemälde.« Nachdem Matisse derartige »Regieanweisungen« erhalten hatte, zog Vollard ein Bild hervor, das den Künstler in Erstaunen versetzte: »einer der schönsten Gauguins, die ich je gesehen habe: ein großer Akt, am Meeresufer, eine große Tahitanerin«, erinnerte sich Matisse.[226]

Daß an dieser Anekdote und von Tschudis Interesse an Gauguin etwas wahr sein muß, belegen zwei frühe Ankäufe: Schon 1904 hat der damalige Direktor der Nationalgalerie in Berlin aus dem Geschenkfonds von Paul Cassirer *La Mare (Tropische Landschaft auf Martinique / Paysage de Martinique)* (1887, W 226) gekauft.[227] Spätestens 1906 erwarb er auch *TE TAMARI NO ATUA. La naissance du Christ, le fils de Dieu* (1896, W 541).[228] Beide Gemälde befanden sich aber nicht auf seiner Liste der beantragten Werke und wurden von ihm 1909 mit nach München genommen.[229] Als Stiftung Arnhold-Mendelssohn gelangten sie 1912 im Rahmen der Tschudi-Spende in staatlichen Besitz. Desgleichen gilt für *Les quatre Bretonnes* (1886, W 201) der Bayerischen Staatsgemäldesammlungen, München, die 1913 im Rahmen der ›Tschudi-Spende‹ von Emy Roth, Zürich, erworben wurden.[230]

Sérusier in Stuttgart

Die Staatsgalerie in Stuttgart nennt schon seit 1908 die von Paul Sérusier gemalten *Felsen von Huelgoat* ihr eigen.[231] Das Bild gehörte zuvor einem gewissen Architekten Stober in Mannheim[232], der es für 320 Mark abgab. Im Museum wurde man offenbar durch Adolf Hoelzel, der mittlerweile in Stuttgart wirkte, auf Sérusier aufmerksam. Der Franzose soll zweimal bei ihm zu Gast gewesen sein.[233] Sérusier hatte sich schon 1899 zu Verkade nach Beuron begeben und 1907/08 in München aufgehalten, wo er Einfluß auf die Hoelzel-Schule und Hugo Troendle ausgeübt sowie Kontakt zu Künstlern der (späteren) ›Neuen Künstler-Vereinigung München‹ geknüpft hat.[234]

Gauguin in Köln

Von den nationalsozialistischen Beutezügen in den Museen nicht verschont wurde – vermutlich nicht der Doktrin von der »entarteten Kunst« wegen, sondern um Devisen zu beschaffen – die erste Erwerbung eines Bildes von Gauguin für das Kölner Museum. Es stellte ein *Frauenbildnis* dar: *La Femme au chignon II* von 1886 (W 185).[235]

Das gleiche Schicksal ereilte die *Cavaliers sur la plage (II)* (1902, W 620), ebenfalls seit längerem im Besitz des Museums. Das Bild war bei der postumen Gauguin-Ausstellung vertreten, die Vollard 1903 zusammengestellt hatte, und wurde dem Wallraf-Richartz-Museum 1913 geschenkt.[236]

Gauguin und die Künstler in Deutschland

Die direkte Rezeption Gauguins seitens deutscher Künstler ist ein eigenes, komplexes Forschungsfeld.[237] Was in Ansätzen und verstreuten Veröffentlichungen bereits dazu notiert wurde, würde zusammengefaßt bereits ein recht interessantes Bild ergeben. An dieser Stelle kann nur an wenigen Beispielen deutlich gemacht werden, daß die Aktivitäten von Privatsammlern, Museumswissenschaftlern, Kunsthändlern, Organisatoren von Ausstellungen und Kritikern in Künstlerkreisen nicht unbemerkt geblieben sind, Künstler aber auch über Kontakte untereinander von Gauguin und der Schule von Pont-Aven erfuhren, ja sogar aktiv dazu beitrugen, Werke der Franzosen auszustellen und Sammlern zu vermitteln.

Die Russen Kandinsky und Jawlensky gehörten sicherlich zu jenen in Deutschland wirkenden Künstlern, die als erste graphische Blätter und Gemälde von Gauguin kennenlernten. Daß Graphik des Franzosen bereits 1903 in den Münchner Ausstellungen von Kandinskys Künstlergruppe ›Phalanx‹ zu sehen war, wurde bereits erwähnt. Ebenfalls schon festgehalten wurde, daß Jawlensky sich 1937 daran erinnerte, im Münchner Hause des 1905 verstorbenen Felix vom Rath 1904 das erstemal einem Gemälde von Gauguin begegnet zu sein: er habe das Bild sehr gemocht und es habe ihn sehr beschäftigt.[238]

Früh begegneten auch Otto Modersohn und Paula Modersohn-Becker der Kunst von Gauguin. Hatte Paula Modersohn-Becker sich zu Beginn des Jahrhunderts noch für die Bretagne-Bilder von Simon und Cottet erwärmen können, so geriet sie 1905 in den Bann Gauguins. Kurz nachdem Harry Graf Kessler sich die Sammlung Fayet in Paris angesehen hatte, besuchte auch das Worpsweder Künstlerpaar die Kollektion. Eine Tagebuchnotiz Otto Modersohns und Briefe Paula Modersohn-Beckers bezeugen diesen Besuch und das große Interesse, das die Künstlerin daran hatte, möglichst viel über Gauguin zu erfahren.[239]

Graf Kessler notierte am 3. Juni 1906 nach einer Begegnung mit dem jungen Max Beckmann: »Er neigt offenbar zur Mystik, ist sonst aber von guter mittlerer Bourgeoisie, sehr sicher und überlegt in allen seinen Äußerungen, deutsch unter voller Anerkennung der Franzosen, namentlich von Cézanne und Gauguin und Maillol. Er war ein halbes Jahr in Paris und hat offenbar dort viel beobachtet und gelernt.«[240]

Später hält Beckmann »Gauguin nicht für einen erschütternden Erneuerer, aber immerhin für eine geschmackvolle Persönlichkeit, die es verstanden hat, aus Cézanne und Insulanermotiven eine für den Augenblick amüsante Dekoration zu komponieren.«[241]

Von Nolde, der im März 1907 eine erste Ausstellung in Hagen hatte, heißt es, er habe bei einem Besuch des Folkwang-Museums zu den Bewunderern auch der Werke Gauguins gezählt.[242]

Eine besondere Vermittlungsstelle der Kunstauffassungen von Pont-Aven hatte sich in München mit dem Auftreten Verkades und Sérusiers gebildet. Im Winter 1907/08 trafen die Franzosen mit Jawlensky zusammen; auch Hugo Troendle stieß dazu. Letzterer war Schüler der Karlsruher Akademie und lebte bereits seit 1906 in München. Nach einer Reise, die ihn auch in die Bretagne geführt hatte, lernte er noch im gleichen Jahr oder Anfang 1907 Verkade kennen, »der ihn an Sérusier und Denis in Paris empfiehlt«. Tatsächlich wurde er dann 1908-1912, im Anschluß an eine Reise nach Paris 1907 und den Münchner Begegnungen 1907/08, in Châteauneuf-du Faou (45 km nördlich von Pont-Aven), Paris und St. Germain-en-Laye zu deren Schüler.[243]

August Macke ließ am 14. Dezember 1907 aus Berlin Elisabeth, seine zukünftige Frau, in Bonn wissen: »... Dann waren zwei Ausstellungen hier, eine Schwarz-Weiß-Ausstellung der Sezession und eine von Franzosen, besonders Gauguin war fein vertreten. Donnerwetter, ich hätte doch nicht gedacht, daß der Kerl einen Liebermann aus dem Sattel heben könnte. Seine Stilleben und Landschaften sind Wunderwerke von Malerei. Dabei lebt er in Tahiti. Du, meinethalben könnten wir beide jetzt auch in Tahiti sein, wir beide und die Liebe.«[244]

Macke übte sich an Reproduktionen von Werken Gauguins, die er *Kunst und Künstler* und der Prager *Volné směry* entnahm, bevor er – in Hagen oder München – weitere Originale sah.[245] 1910 dürfte er durch Olga Oppenheimer in Köln, die 1909 Schülerin Sérusiers in Paris war, von Prinzipien der Schule von Pont-Aven erfahren haben.[246]

Am 20. Februar 1911 äußerte sich Marc:

»Jawlensky ist konsequenter in seiner Methode des Suchens. Bei mir geht alles langsamer, in Evolutionen, Schritt für Schritt, oder vielmehr: 3 Schritte vor und zwei zurück; ich kann nicht anders (...). Die Russen sind fanatischer und daher viel geeigneter für den Fortschritt. Die Franzosen sind nicht fanatisch, dafür allesamt *berechnend* und schlau und gewandt, aber viel genügsamer als ein Deutscher. Die Lebensqual eines Marées ist in Frankreich undenkbar. Van Gogh ist Holländer und außerdem ein Phänomen außer der Reihe. Gauguin ist der einzige ganz Große, und der hatte Tropenblut in den Adern. Matisse mag ein großer Neuerer sein, aber *ganz* ist ihm nicht zu trauen. Lache nur über meine Schreiberei,– ich werde ein gewisses Mißtrauen gegen die ›Tiefe‹ der Franzosen von heute nicht los oder vielmehr: dieses Mißtrauen regt sich immer mehr; sie sind etwas zu sehr Artisten und jonglieren. Laut darf man das heute nicht sagen! Es klingt auch so bärbeißig, während wir ihnen doch fast alles verdanken; und das Letzte ist gewiß am wahrsten.«[247]

Alexej von Jawlensky trat 1912 als Leihgeber bei der Sonderbund-Ausstellung 1912 auf. In seinem Besitz war eine (verschollene?) Gouache *Nègrerie[s] Martinique* (1890, W 391). Desgleichen gehörte ihm eine dort ebenfalls ausgestellte (verschollene ?) Gouache *Nègrerie[s] Martinique* (1890, W 391).

Zu dieser Zeit – eine Frage des Standpunkts – war Gauguin manchem bereits nicht mehr interessant genug; Arthur Segal schrieb im gleichen Jahr:

»Blitzschnell folgt Entwicklung auf Entwicklung. Gauguin, Matisse sind längst «überwunden›. Kaum beginnt der Kubismus sich bemerkbar zu machen, ist schon der Futurismus da. (...) Die Sucht nach unglaublich Neuem jagt wie eine Krankheit die Künstler. Die Angst, ›akademisch‹ zu werden, ist zur Todesangst geworden....« [248]

Frühe Literatur zu Vertretern der Schule von Pont-Aven

Die Maler des Kreises um Gauguin haben publizistisch – sieht man von Meier-Graefes Würdigung in der *Entwickelungsgeschichte* von 1904 und vereinzelten Erwähnungen ab – nur wenig Aufmerksamkeit im Deutschland nach der Jahrhundertwende erfahren. Während es einige wenige Veröffentlichungen gab zu Amiet[249], Ballin[250], Bernard[251], Denis[252], Moret[253], Sérusier[254], Willumsen[255], schließlich auch zu Schuffenecker[256], erfuhren Bevan, Chamaillard, Clement, Filiger, Forbes-Robertson, Jourdan, Laval, Maufra, Meyer de Haan, O'Conor, Séguin, Slewinski und Verkade zu Beginn des Jahrhunderts kaum oder keine Beachtung.[257]

Gauguin und die Schule von Pont-Aven im Deutschland der Jahre 1895-1912: Zur vorliegenden Dokumentation

Das deutsche Kunstleben des späten 19. und des beginnenden 20. Jahrhunderts hat an der Wirkungsgeschichte Gauguins einen entscheidenden Anteil. Ähnlich wie im Falle von Cézanne und Matisse fanden sich hierzulande früh zahlreiche Verfechter seiner Kunst, die durch ihr finanzielles und ideelles Engagement dazu beitrugen, dem Künstler zu internationaler Anerkennung zu verhelfen.

Allein die Ausstellungen, ihre Rezensionen sowie die Erwerbungen privater und öffentlicher Sammlungen im Deutschland der Jahre bis 1912 spiegeln die zunehmende Bedeutung, die man ihm beimaß.[258] Noch vor dem Ersten Weltkrieg und lange vor der großen Ausstellung, die die Galerie Thannhauser ihm 1928 in Berlin ausrichtete, hatte Gauguin sich zu einer festen Größe im Kunsthandel und in der neueren Kunstgeschichte entwickelt. Neben Gauguin stießen hierzulande aus dem Kreis der Schule von Pont-Aven vor allem Bernard und Sérusier auf Interesse.

Innerhalb der skizzierten Entwicklung – von der ersten Tuchfühlung mit Gauguin (1895), dem Vertrautwerden auch mit seinen Bildern aus der Bretagne (1897-1904), dem sich verbreitenden Wissen um die Schule von Pont-Aven (1903/04) bis hin zur Anerkennung Gauguins durch die Würdigung, die sein Werk bei der Kölner Sonderbund-Ausstellung (1912) erfuhr – nahmen Meier-Graefe, Osthaus und Kessler eine herausragende Position ein. Diese illustre Trias von Eisbrechern ergänzen die Namen von Meyer, Gutbier (Kunst-Salon Arnoold, Galerie Arnold), Zimmermann und Thannhauser, von Koehler, Stern und einer Reihe anderer Vermittler, Ausstellungsorganisatoren, Kunsthändler, Sammler und Künstler.

Dieses für die Geschichte des deutschen Kunstlebens positive Ergebnis wird getrübt durch den Verlust des nach und nach Erreichten. Chauvinismus, der noch vor 1911 vermehrt zu heftigen Angriffen auf die französische Moderne und ihre Befürworter führte, finanzielle Nöte während des Kriegs 1914-1918 und die Inflation in den zwanziger Jahren brachten peu à peu die ersten Verkäufe ins Ausland. Schließlich waren es die Verfolgung der Juden – mit Exponenten wie Flechtheim, den Thannhausers und anderen rassistisch Verfolgten, darunter viele Sammler, verschwanden auch zahlreiche Gauguins –, die Konfiszierungen zwecks Devisenbeschaffung sowie die Doktrin von der »entarteten Kunst«, welche Schätze privater und öffentlicher Sammlungen zerstreuten und deutschen Museen verloren gehen ließen.[259]

Den von den Nazis verursachten Kahlschlag im Bestand öffentlicher und privater Sammlungen wettzumachen, gelang nach 1945 kaum. Im zumeist engen Rahmen des Möglichen konnten einzelne Stücke aus dem Angebot des internationalen Kunsthandels angekauft werden. Vor allem die Kunsthalle Bremen – unter ihrem Leiter Günter Busch – hat dabei dafür gesorgt, Werke von Schülern Gauguins zu erwerben.

Was bleibt, ist die Erinnerung an Initiativen einzelner Persönlichkeiten, die die Kunst der Schule von Pont-Aven schon zur Jahrhundertwende in Deutschland vermittelt haben. Zwei private Sammler knüpfen 1997 mit der Ausstellung im Museum Würth an diese Initiativen an.

Gemälde von Gauguin aus der Bretagne in deutschen Museen

Von den derzeit insgesamt 15 Gemälden Gauguins, die sich in deutschen Museen befinden, stammen sechs aus der Bretagne:

Essen, Museum Folkwang
Bretonische Tangsammler / Ramasseuses de varech (II) (1889, W 349)

Hamburg, Kunsthalle
Badende bretonische Knaben / Jeunes baigneurs bretons (1888, W 275)

Karlsruhe, Staatliche Kunsthalle
Häuser in Le Pouldu / Entrée de ferme (1890, W 393)

Köln, Wallraf-Richartz-Museum
Ein bretonischer Junge / Petit Breton nu (1889, W 339)

München, Bayerische Staatsgemäldesammlungen / Staatsgalerie moderner Kunst
Bretonische Bäuerinnen / Les quatre Bretonnes (1886, W 201)

Stuttgart, Staatsgalerie
Die Mutter des Künstlers / La mère de l'artiste (1890, W 385).[260]

Im Juni 1945 wurde ein Stilleben von Gauguin, das seit 1911 der Bremer Kunsthalle gehört, gestohlen und möglicherweise in die UdSSR verbracht.[261] *(Abb. 9)*

Gemälde der Schule von Pont-Aven in deutschen Museen

Die anderen, in der jetzigen Ausstellung gezeigten Künstler der Schule von Pont-Aven sind mit folgenden Werken[262], die in engerem Zusammenhang mit der Bretagne stehen, vertreten:

Bremen, Kunsthalle
Emile Bernard
Die blaue Kaffeekanne (1888)[263]
Johannisfeier in Le Pouldu (um 1895)
Mädchen mit Puppe (1896)
Charles Laval
Badende (1888)
Henry Moret
Bretonische Landschaft (1898)[264]

Frankfurt am Main, Städel
Paul Sérusier
Kleine Landschaft mit Tangfischern (um 1889)[265]

München, Bayerische Staatsgemäldesammlungen, Generaldirektion
Henry Moret
Wiese mit Obstbäumen (nach 1900?)
Paul Sérusier
Sitzendes bretonisches Mädchen

München, Bayerische Staatsgemäldesammlungen / Neue Pinakothek
Paul Sérusier
Bretonin auf dem Weg zum Waschplatz (1890)
Die Wäscherinnen (1891)[266]

Stuttgart, Staatsgalerie
Paul Sérusier
Felsen von Huelgoat[267]

1
In den letzten Jahren wurden das deutsche Kunstleben der Jahrhundertwende sowie die Präsenz und Rezeption französischer Avantgardekunst verstärkt untersucht. Ein besonderes Augenmerk galt dabei den Sammlern und Kunsthändlern. Hier soll der Hinweis auf *Manet bis van Gogh. Hugo von Tschudi und der Kampf um die Moderne*, Ausst.kat. (Nationalgalerie, Berlin, 1996/97, und Neue Pinakothek, München, 1997) hrsg. von Johann Georg Prinz von Hohenzollern und Peter-Klaus Schuster, München / New York, 1996, genügen. Ihm sind bibliographische Angaben zu wichtigen Veröffentlichungen in Anmerkungen und im »Verzeichnis der mehrfach zitierten Literatur« zu entnehmen.

2
Das Buch von Jean de Rotonchamp *Paul Gauguin. 1848-1903*, »imprimé à Weimar par les soins du Comte de Kessler«, wurde bei Druet in Paris verlegt. Gauguins *Noa Noa* begleiteten verschiedene Reproduktionen, darunter des heute in Stuttgart befindlichen Porträts seiner Mutter, *La mère de l'artiste*.

3
Eine Veröffentlichung mit der Identifizierung des Großteils der Exponate – auch jener einer solch gewichtigen Schau wie der Weimarer Gauguin-Ausstellung von 1905 – steht bisher aus. Eine Einschätzung des Stellenwerts von Ausstellungen aber ist ohne Kenntnis ihrer Exponate kaum möglich. Richard Brettell hat im Katalog der Gauguin-Retrospektive 1989 eine entsprechende Untersuchung für die Ausstellung bei Vollard 1903 angekündigt (vgl. Richard Brettell, »Les dernières années: Tahiti Hivaoa«, *Gauguin*, Ausst.kat. Grand Palais, Paris, 1989, S.385, Anm.20).

4
Die auszuwertenden Unterlagen (Kataloge, Rezensionen, Korrespondenzen, Rechnungen etc.) aus den Jahren bis 1910 sind oftmals nicht explizit genug, um zweifelsfrei einzelne Werke identifizieren zu können. In Anbetracht der nach der Jahrhundertwende verwendeten, oftmals nur die Bildgattung bezeichnenden, nicht selten äußerst unpräzisen Titel stellt ein nicht geringes Problem die Unterscheidung zwischen Werken dar, die mit den Aufenthalten in der Bretagne in Verbindung zu bringen sind, und Arbeiten, die in der Südsee entstanden. Grundlage der folgenden Ausführungen ist das unvollständige und veraltete, aber verdienstvolle und noch weitgehend gültige Werkverzeichnis von Georges Wildenstein, *Gauguin. I. Catalogue*, Paris, 1964. Auf seine gravierenden Mängel wies bereits Merete Bodelsen hin («The Wildenstein-Cogniat Gauguin catalogue, *The Burlington Magazine*, CVIII, Januar 1966, S.27-39). Im folgenden ist, zumeist zusammen mit der Datierung, in Verbindung mit einem W für Wildenstein die jeweilige (Wildenstein-) Katalognummer angegeben. Wildensteins Werktitel wurden der Klarheit halber in der Regel bevorzugt, auch wenn sie nicht immer der heutigen Praxis entsprechen. Analog werden weitere übliche Siglen wie V für Venturi benutzt.

5
Für Auskünfte, Hinweise auf neuere Forschungsliteratur und Vermittlung von Dokumenten danke ich Susanne Ackers, Högskolan i Skövde; Irmtraud Freifrau von Andrian-Werburg, Archiv für Bildende Kunst, Germanisches Nationalmuseum, Nürnberg; Christoph Becker, Staatsgalerie Stuttgart; Isabelle Cahn, Musée d'Orsay, Paris; Marie El Caïd, Musée départemental Maurice Denis »Le Prieuré«, Saint-Germain-en-Laye; Thomas Föhl, Kunstsammlungen zu Weimar; Christian Gladel, Miami, Florida; Jill-Elyse Grossvogel, Ithaca, New York; Dorothee Hansen, Kunsthalle Bremen; René Le Bihan, Musée des Beaux-Arts, Brest; Mario-Andreas von Lüttichau, Museum Folkwang, Essen; Catherine Puget, Musée de Pont-Aven; Christine Stade, Stadtarchiv Dresden; Björn Stüben, Paris; Marianne de Voogd, Rijksbureau voor Kunsthistorische Documentatie, 's-Gravenhage; Nancy Yeide, National Gallery of Art, Washington, D. C.; Hans-Joachim Ziemke, Frankfurt am Main; Stadtarchiv Hagen; Osthaus-Archiv im Karl-Ernst-Osthaus-Museum, Hagen. Mein Dank gilt auch Beate Elsen-Schwedler und C. Sylvia Weber, Museum Würth, Künzelsau, für die verständnisvolle Unterstützung der vorliegenden Dokumentation.

6
Peter Kropmanns, »Lockerer Frohsinn und Summe der Künste. Vor 100 Jahren erschien in Berlin der ›Pan‹«, *Mitteilungen*.

Staatsbibliothek zu Berlin – Preussischer Kulturbesitz, N. F. 4, 1995, Nr. 2 (H. 1 / 1995), S.61-65; dort Literaturangaben.

7
Pan, Jg. I, H. 1, unter »Notizen«/ »Verschiedenes«, S.47. Aus Paris berichtete Henri Albert. Zu Albert vgl. Catherine Krahmer, »Die Zeitschrift PAN und das Ausland (1894-1895)«, *Jahrbuch der Deutschen Schillergesellschaft*, Bd. 19, 1995, insbes. S.272-278, 281-285.

8
Pan, Jg. I, H. 1, unter »Notizen«/ »Moderne Kunst«/ »Paris« bzw. »Brüssel«, S.45.

9
Pan, Jg. I, H. 1, unter »Notizen« / »Verschiedenes«, S.46.

10
Pan, Jg. III, H. 3, S.189. In seinem Aufsatz »Das Plastische Ornament«, *Pan*, Jg. IV, H. 4, erwähnte Julius Meier-Graefe das plastische Schaffen von Gauguin und Willumsen.

11
Der belgische Graphiker, Maler, Designer und Architekt hatte in seinem frühen kunstgewerblichen Werk Einflüsse der Schule von Pont-Aven verarbeitet; bevor er zur Jahrhundertwende nach Berlin und Weimar kam, hatte er in Brüssel im Salon des XX und bei der Libre Esthétique Gauguin und die französische Moderne kennengelernt. Vgl. dazu *Henry van de Velde. Ein europäischer Künstler seiner Zeit*, hrsg. von Klaus-Jürgen Sembach und Birgit Schulte (Ausst.kat. Hagen / Weimar usw.), Köln, 1992, S.88 und 122. Zu Munch vgl. v. a. Jan Kneher, Edvard Munch in seinen Ausstellungen zwischen 1892 und 1912. Eine Dokumentation der Ausstellungen und Studie zur Rezeptionsgeschichte von Munchs Kunst, Worms, 1994.

12
Der Hinweis von Jill-Elyse Grossvogel, Julien Leclercq habe 1898 eine Wander-Ausstellung organisiert, die u.a. Guillaumin, Maufra, Sérusier, Schuffenecker, van Gogh und Rodin in Oslo [Kristiania, PK] Stockholm, Helsinki und *Berlin* zeigte, müßte verfolgt werden (Manuskript ihres Vortrags in Pont-Aven, 27.6.1993, ohne Anm.).

13
Rodolphe Rapetti, »Munch im Kontext des Symbolismus: Französische Einflüsse«, *Munch in Frankreich* (Ausst.kat. [Frankfurt am Main] in deutscher Übersetzung des Ausst. katalogs [Paris 1991/92 / Oslo, 1992] *Munch et la France* [Paris, 1991]), Frankfurt am Main, 1992, v. a. S.155-158 und S.173-185, sowie Arne Eggum, »Edvard Munchs Versuch, Paris zu erobern (1896-1898)«, *Munch in Frankreich*, a.a.O., v. a. S.207. Zum Ferkelkreis in Berlin und zum Strindbergkreis in Paris vgl. auch Göran Söderström, »August Strindberg. Biographie eines modernen Künstlers«, *Der andere Strindberg. Materialien zu Malerei, Photographie und Theaterpraxis*, hrsg. von Angelika Gundlach unter Mitwirkung von Jörg Schezer, Frankfurt am Main, 1981, v. a. S.109-110, 115-124, 155-160, sowie Wladyslawa Jaworska, *Wladyslaw Slewinski 1854-1918*, Musée de Pont-Aven, 1981, S.9, und Kneher, Edvard Munch a.a.O., v. a. »1892/3«, X. »Der Kreis ›Zum Schwarzen Ferkel‹«, »1896«, IV. »Die situation in Paris«.

14
Zitiert nach Göran Söderström, »August Strindberg. Biographie eines modernen Künstlers«, *Der andere Strindberg*, a.a.O., S.162-163. Strindberg wollte nach Österreich reisen. Schlittgen (1859-1930) war Maler, Radierer, Illustrator und Karikaturist. Munch hat ihn 1904 porträtiert (Porträt Hermann Schlittgen / Der Deutsche). Söderström bezieht sich auf dessen *Erinnerungen*, München, 1926, die im Verlag von Albert Langen, eines anderen, aus Köln stammenden Mitglieds des Pariser Strindberg-Kreises herauskamen. Gauguins Artikel »Les peintres français à Berlin«, *Le Soir*, 1.5.1895, S.2, nimmt Bezug auf die von Strindberg angeführte Berliner Ausstellung. Der Künster protestierte damit gegen deren Exklusivität – weil allein Mitglieder der Société des Artistes français und der Société Nationale des Beaux-Arts zugelassen seien – und verteidigte Renoir, Pissarro, Maufra – »*réfusés* par le jury du Champ de Mars, préposé à la garde de l'entrée de Berlin, probablement comme revanche du legs Caillebotte« – und Denis.

15
Zitiert nach Schlittgens *Erinnerungen* (Ausgabe Hamburg-Bergedorf, 1947), S.204. Dort bezeichnete sich Schlittgen auch als Mitglied der »Phalanx« (S.203). Die zitierte Textstelle endet mit der unzutreffenden Aussage: »Erst im Jahre 1906 brachte eine kleine Kunsthandlung in der

Maximilianstraße Bilder von Gauguin und auch Werke von van Gogh zur Ausstellung...« – gemeint war die Ausstellung bei Zimmermann 1908. Dieser frühen Initiative von Strindberg und Schlittgen – erstaunlich genug – ging ein allerdings offenbar weitaus blasseres Projekt noch voraus: vgl. *Hans-Jürgen Imiela, Max Slevogt. Eine Monographie*, Karlsruhe., 1968, S. 29-30 und S. 352, Anm. 19. Wie Lovis Corinth war auch Schlittgen an Plänen für eine »Freie Vereinigung« beteiligt, die als weitere Abspaltung von der erst kurz zuvor gegründeten Münchner Secession gedacht war. Diese in München und dann in Berlin mit einer Ausstellung hervorgetretene »Freie Vereinigung« hegte anscheinend die Absicht, durch Vermittlung zweier Indépendants, Werke u.a. von Anquetin, de Groux, Maufra, Gauguin und Denis an Isar und Spree zu holen. »Überraschende Andeutungen über Pläne, in Deutschland noch völlig unbekannte künstler zur Mitarbeit heranzuziehen«, so Imiela, enthalte ein vermutlich aus Pisa stammender Brief von Otto Eckmann an Wilhelm Trübner vom 21. Februar 1894. Die Pläne bezogen sich auf München, Berlin und Antwerpen; bereits die zweite Ausstellung der »Freie Vereinigung« kam aber nicht mehr zustande.

16
Vgl. Sigrid Achenbach, »Das Berliner Kupferstichkabinett und die französische Kunst unter Friedrich Lippmann und Max Lehrs«, *Manet bis van Gogh*, (vgl. Anm. 1) a.a.O., S.320 und Kat.nr. 163, S.324.

17
Unter Kat.nr. 70; vgl. Donald E. Gordon, *Modern Art exhibitions 1900-1916*, Bd. II (im weiteren als Gordon und ohne Seitenangabe zitiert), München, 1974.

18
»Die Ausstellung der Berliner Secession«, *Kunst und Künstler*, Jg. I, H. 8, 1903. »Wien« meint die Ausstellung der Wiener Secession, bei der Stilleben und eine Landschaft aus Tahiti ausgestellt waren (vgl. Gordon, a.a.O.).

19
Evmarie Schmitt, »Lebensdaten 1866-1944«, *Der frühe Kandinsky. 1900-1910*, hrsg. von Magdalena M. Moeller (Ausst.kat. Berlin, 1994 / Tübingen, 1994/95), München, 1994, S.27. Zu *Germinal* vgl. Anm.33.

20
Andres Lepik, »Die Zurückführung der Kunst ins Leben. Karl Ernst Osthaus und das Museum Folkwang«, *Manet bis van Gogh*, a. a . O., S.304.

21
Zu Gauguin bei der »Phalanx« vgl. Kat. text zu Kat.nr. 58 (*Mondaufgang*), *Der frühe Kandinsky. 1900-1910*, a.a.O., o. S..

22
»Paul Gauguin. Fragmentarische Bemerkungen anläßlich der Ausstellung von sieben Gemälden Gauguins im Folkwang.«.

23
Max Osborn («Das Museum »Folkwang« in Hagen«, *National-Zeitung* [Berlin], 7.8.1904) urteilte: »Unter den Malern herrscht hier der junge Pariser Paul G a u g i n (sic), der so ziemlich den extremsten Punkt kapriziöser Modernität darstellt. Seine Bilder sind allerdings mehr Leckerbissen für Feinschmecker als Gegenstände zur Einführung der Hagener in das Verständnis der neuesten Kunst.« In einem von der Hagener Presse veröffentlichten Bericht, der wohl Ende Dezember 1904 oder Anfang Januar 1905 erschien, hieß es, »der Besuch von Fern und Nah« sei »gerade im letzten Jahre erheblich gewachsen«; Gauguin wurde jedoch unter den neuerworbenen Werken nicht erwähnt (Presseausschnittmappe, Osthaus-Archiv).

24
Bd. XI der Reihe *Die Kunst*, hrsg. von Richard Muther, aus deren 2., unveränd. Auflage, Berlin, o. J. [1904], i. w. zitiert wird. Datierung der ersten Auflage hier – anders als bei Kenworth Moffett, *Meier-Graefe as art critic*, München, 1973, S.183, der sie 1902 ansetzte – gemäß *Gesamtverzeichnis des deutschsprachigen Schrifttums (GV) 1700-1910*, Bd. 82, München / New York / London / Paris, 1983, und VK-Microfiche vom 28.11.1994.

25
Der moderne Impressionismus, a.a.O., S.52.

26
Gauguin hatte seit 1876, verstärkt seit 1889 in Paris ausgestellt; 1893 vertrat ihn die Pariser Kunsthandlung Durand-Ruel, 1895 stellte Vollard erstmals Werke von ihm zur Schau. Seit 1889 nahm Gauguin auch an Ausstellungen in Brüssel teil (*Salon des XX*, *La libre Esthétique*).

27
Julius Meier-Graefe, »Pariser Brief«, *Kunst und Künstler*, Jg. II, H. 7, Anfang April 1904, S.300.

28
Entwickelungsgeschichte (sic) *der Modernen Kunst. Vergleichende Betrachtung der Bildenden Künste, als Beitrag zu einer Neuen Aesthetik.* Bd. I, II (Text) und III (Abbildungen), Verlag Jul. Hoffmann, Stuttgart, 1904.

29
So erwähnte er oft, wo sich dieses und jenes Bild von Gauguin befinde, z. B. in der Sammlung Schuffenecker (Meudon und Paris) oder bei Gustave Fayet (Béziers), bei Rouart, den Bernheims und Vollard (*Entwickelungsgeschichte,* a.a.O., Bd. I, S.378, Anm.2), desgleichen für bestimmte Werke von Emile Bernard, die er offenbar bei dessen Mutter (Colombes bei Paris) in Augenschein nahm (*Entwickelungsgeschichte,* a.a.O., Bd. I, S.385). Ähnlich hatte er zuvor bereits Hinweise auf Sammlungen von Werken van Goghs gegeben (*Entwickelungsgeschichte,* a.a.O., Bd. I, S.119). Gauguin hatte auf Tahiti 1898 einen Brief von Meier-Graefe erhalten, in dem der Deutsche von einer großen Arbeit sprach, die vorzubereiten sei; es kann sich dabei nur um die *Entwickelungsgeschichte* handeln. Auf die Korrespondenz ist noch zurückzukommen.

30
Meier-Graefe, *Entwickelungsgeschichte,* a.a.O., Bd.I, S.378, Anm.2.

31
Entwickelungsgeschichte, a.a.O., Bd. I, S.384.

32
Entwickelungsgeschichte, a.a.O., Bd. I, S.384.

33
Emil Schaeffer, »Eine neue Geschichte der modernen Kunst«, *Frankfurter Zeitung,* 15.7.1904 (Nr. 195, Erstes Morgenblatt), Feuilleton. In seiner Besprechung »Die Ausstellung »la libre Esthétique« in Brüssel«, *Die Nation. Wochenschrift für Politik, Volkswirthschaft und Litteratur,* Jg. 14, No. 27, Berlin, 3.4.1897, S.413, hatte Meier-Graefe Gauguin nur ganz kurz erwähnt. In der zwanzig originale Drucke enthaltenden, Zola gewidmeten Mappe *Germinal,* die Meier-Graefe 1899 publizierte, war Gauguin mit *La femme aux figues* (vgl. Katalog Nr. 16) neben Arbeiten von Peter Behrens, Bonnard, Carrière, Denis, van Gogh, Rodin und Vallotton vertreten.

34
A. a. O., S.150-158. Die bretonischen Sujets der genannten Maler waren durch Ausstellungsbeteiligungen und Museumserwerbungen in München bekannt (zu Cottet vgl. Anm. 229). Von Dagnan-Bouveret wurde bereits 1888, nach einer Ausstellung im Glaspalast, *La vierge au rabot / Die Madonna mit dem Hobel* (1885) angekauft (vgl. dazu Gisela Hopp, *Impressionisten, Post-Impressionisten und Symbolisten. Ausländische Künstler. Bayerische Staatsgemäldesammlungen. Neue Pinakothek. München. Gemäldekataloge,* hrsg. von den Bayerischen Staatsgemäldesammlungen, Bd. VII, München, 1990, unter Inv.nr. 7756, S.85-86).

35
Vgl. *Linie und Form. Erläuterndes Verzeichnis der Ausstellung formenschöner Erzeugnisse der Natur, Kunst und Technik im Kaiser-Wilhelm-Museum zu Krefeld, April und Mai 1904.*

36
Paul Vogt, *Museum Folkwang Essen. Die Geschichte einer Sammlung junger Kunst im Ruhrgebiet,* Köln, 1965, hier nach der verbesserten Auflage 1983, S.14.

37
Ein Hinweis auf die Präsenz von Gauguin im München des Jahres 1904 ist dem Beitrag »Die Moderne Galerie Heinrich Thannhauser in München« von Mario-Andreas von Lüttichau, *Avantgarde und Publikum. Zur Rezeption avantgardistischer Kunst in Deutschland 1905-1933,* hrsg. von Henrike Junge, Köln / Weimar / Wien, 1992, S.299, zu entnehmen.

38
Vgl. Peter Kropmanns, »Die deutsche Matisse-Premiere. Vor 90 Jahren – München 1906«, *Weltkunst,* Jg. 66, Nr. 13, 1.7.1996, S.1519-1521.

39
Münchner Neueste Nachrichten, Nr. 390, 22.8.1904, Einzige Ausgabe, Meldung unter »Kunstchronik« / »Kunstverein München«. Vgl. auch Meldung unter »Münchener Rundschau«, *Münchener Stadt-Anzeiger und Bayerische Rundschau* (Drittes Blatt zu Nr. 388 der *Allgemeinen Zeitung* [München], 27.8.1904.

40
S.F. [oder G. F. ?], »Die Schule von Pont-Aven im Kunstverein«, *Mün-*

chner Neueste Nachrichten, Jg. 57, No. 393, 24.8.1904, Vorabend-Blatt / *Beilage zu Die Christliche Kunst*, Jg. I, H. 5, 1.2.1905, S.II / Vgl. auch Meldung unter »Münchener Rundschau«, *Münchener Stadt-Anzeiger und Bayerische Rundschau* (Drittes Blatt zu Nr. 388 der *Allgemeinen Zeitung* [München], 27.8.1904.

41
Vgl. dazu v. a. *Claude-Emile Schuffenecker. 1851-1934* (Ausst.kat. Musée de Pont-Aven, Pont-Aven / Musée Maurice Denis »Le Prieuré«, St. Germain-en-Laye), hrsg. von Jill-Elyse Grossvogel und Catherine Puget, Pont-Aven / St. Germain-en-Laye, 1996. Claude-Emile Schuffenecker ist vor allem als Mentor, Mäzen und Korrespondenzpartner Gauguins bekanntgeworden. Die Gemälde-Ausstellung der »Groupe Impressionniste et Synthétiste« im Pariser Café des Arts – Volpini, 1889, an der er als Künstler teilnahm, konnte auch durch seine Unterstützung realisiert werden. Zu Schuffenecker als Sammler vgl. Jill Grossvogel, *Claude-Emile Schuffenecker: Margin & Image*, University Art Museum, State University of New York at Binghampton and Hammer Gallery, New York, 1980/81, S.29-30. Ein Desiderat ist nach wie vor die Rekonstruktion der Sammlung von rund 120 Werken, die Emile Schuffenecker zusammengetragen hatte und sicherlich im Kontext des angekündigten Catalogue raisonné von Jill-Elyse Grossvogel Konturen erhält.

42
G. F., »Die Schule von Pont-Aven im Kunstverein.«, *Münchner Neueste Nachrichten*, Jg. 57, No. 393, 24.8.1904, Vorabend-Blatt. In einer Meldung unter »Münchener Rundschau«, *Münchener Stadt-Anzeiger und Bayerische Rundschau* (Drittes Blatt zu Nr. 388 der *Allgemeinen Zeitung* [München], 27.8.1904, wurden van Gogh, Diriks, Gaugin (sic), Frieß (sic), Slewinski, Schuffenecker, Bernard, Lemaire, Ten Kate, Barwolf und Minartz erwähnt.

43
Für die weiteren Ausführungen vgl. J.-B. De la Faille, *L'œuvre de Vincent van Gogh. Catalogue raisonné*, Paris / Bruxelles, 1928 (i.w. bezeichnet als F) und J.-B. de la Faille, *The works of Vincent van Gogh. His paintings and drawings*, Amsterdam, 1970 (i.w. bezeichnet als F 1970). Neben Bernards »Jahrmarkt in der Bretagne« erwähnte der Rezensent auch »die merkwürdigsten Blumenbilder [van Goghs, PK], von denen eines hier ausgestellt ist (rote Nelken auf olivgrünem Grunde) und die etwas von primitiven, heidnischen Symbolen haben«. Van Gogh hat wiederholt Nelkenstilleben gemalt. Allerdings fällt es schwer, in den recht konventionellen Stücken »etwas von primitiven, heidnischen Symbolen« zu erkennen. Bei diesem »Nelkenbild« könnte es sich eher um die *Vase mit Rosenmalven* (F 1970: 764a) handeln, die 1890 in Auvers-sur-Oise entstand und heute im Amsterdamer Rijksmuseum Vincent Van Gogh aufbewahrt wird. Im Dezember 1904 berichtete Hans Rosenhagen von einer Ausstellung bei Cassirer in Berlin, wo unter anderen Bildern »Schwarzrote Malven gegen Grüngrau« zu sehen gewesen seien; vgl. »Von Ausstellungen und Sammlungen«, *Die Kunst* (*Kunst für Alle* XX), S.165-166, 15.12.1904.

44
Claude-Emile Schuffenecker unterhielt intensive Verbindungen zu Gauguin und der Schule von Pont-Aven, die sich in seinem Schaffen jedoch nur bedingt niederschlugen. Auf ihn wird noch zurückzukommen sein. Neben Othon Friesz (1879-1949), Vorläufer der Fauves und Fauve, und Karl Edvard Diriks (1855-1930), einem norwegischen Maler, der seit 1899 in Paris lebte und von dort aus in die Bretagne reiste (1902 zeigte er im Salon des Indépendants 3 Bilder aus dem Finistère), sind Lemaire (wohl Charles-Louis Lemaire, der im Salon des Indépendants 1903 ausstellte), Ten Kate und Minartz (wohl Tony Minartz, der 1904 im Salon des Indépendants, im Salon de la Société des Beaux-Arts und im Salon d'Automne ausstellte) noch zu identifizieren. Allesamt standen sie in keiner direkten, historischen Beziehung zur Ur-Gruppe der Schule von Pont-Aven. Der zusätzlich in der *Allgemeinen Zeitung* genannte Barwolf (vgl. Anm.42) war wohl identisch mit Georges Baerwolf (Barwolf), einem 1872 oder 1875 in Brüssel geborenen, 1935 in Paris gestorbenen Landschaftsmaler, der seit 1898 beim Salon des Indépendants ausstellte und als Schüler von Gustave Moreau gilt (Sigrid Trauzettel, *Allgemeines Künstlerlexikon*, Bd. 6, München / Leipzig, 1992).

45
A. H. [Alexander Heilmeyer?], unter »Von Ausstellungen und Sammlungen« / »München«, *Die*

Kunst , Bd. 11 (*Kunst für alle* XX), 22.9.1904, S.46.

46
Allgemeine Zeitung, Nr. 393, Morgenblatt, 30.8.1904. Ähnlich veröffentlichte sie, unter »Kleine Chronik«, einen Beitrag »Paul Gauguin als französischer Kolonist«, Nr. 388, Vorabendblatt, 27.8.1904, in der es jedoch zu den Exponaten nur hieß: »Die Bilder aus seiner exotischen zweiten Heimat scheinen da zu fehlen; was wir sehen, ist pariserisch-exotisch, nicht polynesisch-exotisch.« Zu den genannten Bildern von van Gogh: Es gibt im Œuvre van Goghs mehr als ein halbes Dutzend Versionen, die die durch ein Tanzlokal berühmtgewordene Mühle am Montmartre zeigen. Sie stammen aus dem Jahr 1886. In der Sammlung A. Schuffenecker befand sich jedoch Walter Feilchenfeldt zufolge offenbar nachweislich *Le moulin Le Radet, vu de la rue Girardon*. Feilchenfeldt hat im Zusammenhang mit einer van-Gogh-Kollektion bei Cassirer in Berlin auf die Besprechung von Hans Rosenhagen für *Die Kunst* vom 15.12.1904 aufmerksam gemacht. Dort ist das heute *Moulin Le Radet, vu de la rue Girardon* genannte Bild ebenfalls als »Moulin de la Galette« bezeichnet worden. Vgl. Walter Feilchenfeldt, *Vincent van Gogh & Paul Cassirer, Berlin. The reception of van Gogh in Germany from 1901 to 1914* [Cahier Vincent 2 / Rijksmuseum Vincent van Gogh etc.], Zwolle, 1988, S.84; vgl. dazu auch Ausst.kat. *Van Gogh à Paris* (Paris, 1988, Kat.nr. 9). *Der Bettler an der Mauer* meinte vermutlich den an einer Mauer sitzenden Zuaven, etwa *Clairon de zouave* (1888, F 423), der 1912 beim Sonderbund in Köln ausgestellt war und sich 1914 bei Cassirer in Berlin befand, oder, wahrscheinlicher, *Le zouave* (F 424), seit 1912 bei Flechtheim in Düsseldorf. Vgl. auch F 1970: 423. Vermutlich war von van Gogh außerdem das wohl 1885 entstandene, 1901 und 1905 in Paris ausgestellte und in jenen Jahren als Besitz von A. Schuffenecker nachgewiesene Gemälde *Peasant woman by the fire place* (F 1970: 176) zu sehen. Einer Rezension von 1906, die sich wahrscheinlich auf die Ausstellung von 1904 bezog, ist jedenfalls zu entnehmen, daß man in München eine (dort auf 1884 datierte) *Frau in der Küche* von früher kannte (Alfred Georg Hartmann, »Neue französische Malerei II«, *Allgemeine Zeitung*, Nr. 415, Vorabendblatt, 8.9.1906).

47
G. F., »Die Schule von Pont-Aven im Kunstverein.«, *Münchner Neueste Nachrichten*, Jg. 57, No. 393, 24.8.1904, Vorabend-Blatt.

48
A. H. [Alexander Heilmeyer?], unter »Von Ausstellungen und Sammlungen« / »München«, *Die Kunst*, Bd. 11 (*Kunst für alle* XX), 22.9.1904, S.46.

49
G. F., »Die Schule von Pont-Aven im Kunstverein.«, *Münchner Neueste Nachrichten*, Jg. 57, No. 393, 24.8.1904, Vorabend-Blatt.

50
Jean-Jacques Luthi, *Emile Bernard. Catalogue raisonné de l'œuvre peint*, Paris, 1982, Kat.nr. 114 (L 114). Dem gegenüber (der Früchte wegen) steht Meier-Graefes Bemerkung: »Die Bernards aus dem Geiste Cézannes (...) sind glänzende Nachbildungen – das beste wohl, der Marché breton, der Markt mit den herrlichen Früchten und den Bäuerinnen mit den weißen Hauben, bei Schuffenecker –, einfacher, flacher, aber leuchtender als Cézanne.«; *Entwickelungsgeschichte*, a.a.O., Bd. I, S.385.

51
Abgebildet bei Wladyslawa Jaworska, *Gauguin et l'Ecole de Pont-Aven*, Paris, 1971, S.52. Vgl. dazu v. a. *Claude-Emile Schuffenecker. 1851-1934*, a.a.O., Kat.nr. 24.

52
Vgl. Anm.43.

53
Vgl. *La salle de danse* (F 547), *Le café de nuit* (F 463), *Le café, le soir* (F 467), *Nuit étoilée* (F 476) und *The starry night* (F 1970: 474). Jill Grossvogel hat notiert, daß im Salon des Indépendants 1905 aus dem Besitz Amédée Schuffeneckers van Goghs Gemälde *Nuit étoilée* ausgestellt war; vgl. Grossvogel, *Claude-Emile Schuffenecker: Margin & Image*, a.a.O., S.29.

54
Vgl. *The tramp* (1886, F 1970: 221a). 1939 hatte J. B. de la Faille Zweifel an der Authentizität des 1928 unter F 221b verzeichneten Bildes *Der Landstreicher* zurückgenommen und dieses doch als echt anerkannt (vgl. Faille, *Vincent van Gogh*, Paris, 1939).

55
Vgl. F 1970: 490. Zu dem 1905 im Salon des Indépendants aus-

gestellten Bild van Goghs *La Nourrice et le bébé* aus der Sammlung Amédée Schuffenecker vgl. Grossvogel, *Claude-Emile Schuffenecker: Margin & Image*, a.a.O., S.29

56
W. Barth, »Der unbekannte Gauguin«, *Der Cicerone*, Jg. XX, H. 19, S.628. Einer Notiz des Herausgebers zufolge war Barth 1928 Leiter der Kunsthalle Basel und Organisator einer dortigen Gauguin-Ausstellung, die zu Teilen von der Galerie Thannhauser in Berlin übernommen wurde, ergänzt – zur ersten deutschen Gauguin-Ausstellung seit 1910 – um Bilder aus deutschem Privatbesitz.

57
»Das Porträt der eirunden Frau Kohler war früher schon einmal hier zu sehen (...)«, hieß es 1906 in der Münchner *Allgemeinen Zeitung*: Alfred Georg Hartmann, »Neue französische Malerei III«, *AZ*, Nr. 421, Vorabendblatt, 12.9.1906.

58
Auf das heute dem Musée d'Orsay, Paris, gehörende Bild *L'Arlésienne: Madame Ginoux mit Handschuhen und Schirm* (F 489) von 1888 paßt die Beschreibung nur ungefähr, wiewohl der Hintergrund gelb ist und man durchaus den Eindruck haben könnte, als stünde der Tisch, an dem Mme Ginoux sitzt, im Freien. Wenig überzeugend ist auch der Vergleich mit einer Version von *La Berceuse (Mme Roulin)*, 1889 – vgl. F 1970: 504-508, insbesondere F 1970: 505 und 506. Allein diese beiden letztgenannten Versionen befanden sich ehemals in der Sammlung A. Schuffenecker. Zu dem 1905 im Salon des Indépendants ausgestellten Bild van Goghs *La Berceuse* aus der Sammlung Amédée Schuffenecker vgl. Grossvogel, *Claude-Emile Schuffenecker: Margin & Image*, a.a.O., S.29.

59
Die Kunst (*Kunst für Alle* XX), 1.12.1904, S.141. Diesen Aufsatz illustrierte u.a. das Gauguinbild *Trois Tahitiens ou Conversation* (1897/98, W 573).

60
Die Ausstellung brachte vornehmlich französische Künstler wie Signac, Seurat, Denis, Bonnard und Maillol, vgl. »Ausstellungen im »Großherzoglichen Museum für Kunst und Kunstgewerbe«, Weimar. 1903-1906«, *Harry Graf Kessler. Tagebuch eines Weltmannes. Eine Ausstellung des Deutschen Literaturarchivs im Schiller-Nationalmuseum Marbach am Neckar* (Marbacher Kataloge 43, hrsg. von Ulrich Ott), Marbach am Neckar, 1988, S.140. Jan Kneher zufolge waren in Weimar im Dezember 1904 drei Gemälde Gauguins zu sehen: Kat.nr. 5 *Kinderfrühstück*, Kat.nr. 10 *Thahitiansche Legende* und Kat.nr. 12 *Die Sonne sinkt*. Leihgeber sei Kurt von Mutzenbecher gewesen. (vgl. Anm. 11), S. 202 und S. 448, Anm. 184. Während es sich bei dem *Kinderfrühstück* vielleicht um *Le Repas ou les Bananes* (1891, W 427) und bei der *Thahitianischen Legende* möglicherweise um eine der zahlreichen geheimnisvollen Szenen in der Art der Varianten zu *Contes barbares* gehandelt hat, könnte *Die Sonne sinkt* identisch gewesen sein mit einem bei Wildenstein als verschollen bezeichneten Gemälde *Tapera mahana. Le coucher de soleil* (1892, W473), von dem es dort auch heißt: »Ce tableau fut reproduit dans un livre ou un catalogue d'exposition, en Allemagne, sous le no. 11: nous ne le conaissons que par cette reproduction détachée de l'ouvrage.«

61
Die Ausstellung war ab dem 7. Juli zu sehen, vgl. *Harry Graf Kessler. Tagebuch eines Weltmannes*, a.a.O., S.141.

62
Kessler sah jedoch bereits die Ausstellung bei Vollard 1903. Auch schrieb er am 21.8.1904 in bezug auf Maillol in sein Tagebuch: »Sein grösster Schatz sind eine Anzahl von Holzschnitten von Gauguin.« Vgl. dazu *Harry Graf Kessler. Tagebuch eines Weltmannes*, a.a.O., S.228.

63
Roseline Bacou, »Paul Gauguin et Gustave Fayet«, *Gauguin. Actes du colloque Gauguin. Musée d'Orsay. 11-13 janvier 1989*, Paris, 1991, S.26.

64
H. K., »Paul Gauguin (1848-1903)«, Ausst.kat. *Grossherzogliches Museum für Kunst und Kunstgewerbe am Karlsplatz Weimar. Ausstellung von Werken von Paul Gauguin Juli - September 1905*, S.5; zitiert nach NL Redslob I, B-304, Archiv für Bildende Kunst, Germanisches Nationalmuseum, Nürnberg.

65
Die Angaben folgen den auf einem Schreiben von R. Krauß

und M. Franke (Kunstsammlungen zu Weimar) an Deborah Goodman (The Art Institute Chicago) vom 20.1.1988 vermerkten Arbeitsnotizen in englischer Sprache (Dokument [Photokopie] im entsprechenden Dossier des Service de documentation, Musée d'Orsay, Paris). Dem dort von Krauß und Franke angegebenen Hinweis auf eine Rezension (*Deutschland*, 1905, No. 189) bin ich ergebnislos nachgegangen. Eine kurze Meldung druckte *Die Kunst* (*Kunst für Alle* XX), 17.8.1905, S.554.

66
Im Katalog der Pariser Retrospektive 1989 sind in den Katalognotizen zu drei Werken entsprechende Angaben gemacht worden, zwei davon mit Fragezeichen versehen. Vgl. *Gauguin*, a.a.O., Kat.nr. 223 (*Te rerioa [Le rêve]*, W 557), 228 (*Le cheval blanc*, W 571) und 256 (*Cavaliers*, W 597).

67
Heute im Musée d'Orsay, Paris.

68
Die Angaben folgen teilweise den auf dem genannten Schreiben von R. Krauß und M. Franke (Kunstsammlungen zu Weimar) an Deborah Goodman (The Art Institute Chicago) vermerkten Arbeitsnotizen in englischer Sprache. Unklar bleibt die Identifizierung des Werkes *Torso einer Bretagnerin*; vielleicht muß man darin entweder die *Tête de Bretonne* von 1888 (W 244) oder die *Tête de Bretonne* von 1894 (W 520) erkennen. Ähnliches gilt für *Landschaft in der Bretagne*; mehrere Bilder kommen in Frage: Fayet besaß einst *Le Gardien de Porcs* (1888, W 255), ein Bild, das beim Salon d'Automne 1906 als *Paysage breton avec cochons* vertreten war. Daniel de Monfreid war Besitzer des Bildes *Le Champ Derout-Lollichon (II)*, 1886 (W 200), das Fénéon 1888 als »ample paysage breton« bezeichnet hatte; außerdem gehörte ihm *La Barrière* (1889, W 353), 1923 in Paris als *Paysage du Pouldu* ausgestellt. *La rivière blanche* (wohl 1888, W 263) befindet sich auf der Rückseite des berühmten Porträts *Madeleine Bernard* (1888, W 240).

69
Es bleibt fraglich, welches Bild als *Gänseherde* ausgestellt war. Im Besitze des von Kessler als Leihgeber genannten Gustave Fayet befanden sich einst jedoch *La gardeuse d'oie* (1888, W 278) und *Petit Breton à l'oie* (1889, W 367).

70
Das heute in der Albright-Knox Art Gallery, Buffalo, N.Y., befindliche Bild ist im Hintergrund eines Selbstporträts zu sehen, dem es auch seine nähere Bezeichnung gab – *Autoportrait au Christ jaune* (1889, W 324; seit kurzem im Musée d'Orsay, Paris)

71
Katalog der Elften Ausstellung der Berliner Secession, Berlin 1906, Kat.nr. 98 und 99.

72
Vgl. Hopp, *Impressionisten, Post-Impressionisten und Symbolisten*, a.a.O., unter Inv.nr. 8652, S.114-116.

73
Vgl. *Manet bis van Gogh*, a.a.O., Kat.nr. 41.

74
Vgl. jeweilige Katalognotiz in *Manet bis van Gogh*, a.a.O..

75
Für das Jahr 1906 ist auch eine Berliner »Ausstellung französischer Maler« angeführt worden, bei der unter Kat.nr. 80 das Gemälde *Au café (Mme Ginoux)* (1888, W 305) gezeigt worden sein soll. Vgl. *Paul Gauguin e l'avanguardia russa* (Ausst.kat.), Ferrara, 1995, unter Kat.nr. 1 *Caffè ad Arles* und S.316. Weitere Hinweise auf diese Ausstellung lagen mir nicht vor.

76
Die Ausstellung wird in Hinblick auf die Teilnahme von Henri Matisse in der Dissertation *Matisse in Deutschland* des Verfassers umfänglich dokumentiert. Auf die Bedeutung dieser, bis dahin wegen der Unkenntnis ihrer genauen Zusammensetzung in der Forschung weitgehend unberücksichtigt gebliebenen Ausstellung verwies der Autor erstmalig anläßlich ihres bevorstehenden 90. Jahrestags. Vgl. Kropmanns, »Die deutsche Matisse-Premiere. Vor 90 Jahren – München 1906«, *Weltkunst*, Jg. 66, Nr. 13, 1.7.1996, S.1519-1521. Forschungsergebnisse dieses Beitrags flossen teilweise in den Katalog *Farben des Lichts. Paul Signac und der Beginn der Moderne von Matisse bis Mondrian* (hrsg. von Erich Franz, Westfälisches Landesmuseum, Münster, 1996, der gleichnamigen Ausstellung (Münster, 1996/97 Grenoble, 1997 / Weimar, 1997).

77
Katalog der Ausstellung franzoesischer Kuenstler, Verlag von E. Dru-

ets Kunstsalon, Paris, o. J. [1906]. Zu den Franzosen zählten auch der Norweger Diriks und der Holländer van Gogh, der Belgier van Rysselberghe und der Schweizer Vallotton. Vertreten waren Bernard (Kat.nr. 1-4), Bonnard (Kat.nr. 5-8), Camoin (Kat.nr. 9-12), Lucie Cousturier (Kat.nr. 13-16), Cross (Kat.nr. 17-24), Denis (Kat.nr. 25-28), Diriks (Kat.nr. 29-34), Gauguin (Kat.nr. 35-41), van Gogh (Kat.nr. 42-47), Guérin (Kat.nr. 48-51), Matisse (Kat.nr. 52-61), Laprade (Kat.nr. 62-65), Alcide Lebeau (Kat.nr. 66-73), Luce (Kat.nr. 74-79), Manguin (Kat.nr. 80-83), Marquet (Kat.nr. 84-87), Puy (Kat.nr. 88-90), Xavier Roussel (Kat.nr. 91-94), van Rysselberghe (Kat.nr. 95-98), Seurat (Kat.nr. 99-107), Schuffenecker (Kat.nr. 108-111), Signac (Kat.nr. 112-120), Vallotton (Kat.nr. 121-124), Valtat (Kat.nr. 125-128) und Vuillard (Kat.nr. 129-132).
Gezeigt wurden von BONNARD: als *Mädchen in blauer Toilette* (Kat.nr. 5) das Gemälde *Jeune fille enfilant une aiguille*, 1905 (vgl. Jean & Henry Dauberville, *Bonnard. Catalogue raisonné de l'œuvre peint. 1888-1905*, Paris, 1966, Kat.nr. 352) und als *Ansicht von Paris* (Kat.nr. 8) die *Scène de rue à Paris*, um 1905 (vgl. Jean & Henry Dauberville, *Bonnard. Catalogue raisonné de l'œuvre peint. 1940-1947 et supplément 1887-1939*, Paris, 1974, Kat.nr. 01863).
Von VAN GOGH zu sehen waren: als *Die Garküche* (Kat.nr. 42) das wohl 1885 entstandene, 1901 und 1905 in Paris ausgestellte und in jenen Jahren als Besitz von A. Schuffenecker nachgewiesene Gemälde *Peasant woman by the fire place* (F 1970: 176), das offenbar als *Garköchin* 1907 auch in der Kunsthalle Mannheim ausgestellt war (vgl. Gordon, *a.a.O.*, dort unter Kat.nr. 366d [Hinweis von Feilchenfeldt, *a.a.O.*, S.84]); zur Teilnahme des Bildes *La cuisinière hollandaise* aus dem Besitz von Amédée Schuffenecker am Salon des Indépendants 1905 vgl. auch Grossvogel, *Claude-Emile Schuffenecker: Margin & Image*, a.a.O., S.29. Als *Arleserin* (Kat.nr. 43) wurde offenbar das heute im Musée d'Orsay, Paris, befindliche Bild *L'Arlésienne: Madame Ginoux mit Handschuhen und Schirm* (F 489) von 1888 gezeigt. Auf dieses Gemälde paßt die Beschreibung eines ausgestellten *Frauenporträts* aus der Feder eines Münchner Rezensenten: der Hintergrund sei hellgelb, der Tisch dunkelgrün, der Schirm rot, die Handschuhe hellgrün, die Taille dunkelblau, der Stuhl orange gehalten (Alfred Georg Hartmann, »Neue französische Malerei II«, *Allgemeine Zeitung*, Nr. 415, Vorabendblatt, 8.9.1906). Dieses Bild kam wohl erst nach 1907/09 in die Sammlung Sternheim (vgl. Kommentar zu F 1970: 489 mit den sich widersprechenden Informationen von Ir. V. W. van Gogh und J. K. Thannhauser, vgl. auch Feilchenfeldt, *a.a.O.*, S.99). 1912 wurde das Bild als *Die große Arleserin* bei der Sonderbund-Ausstellung in Köln gezeigt (Kat.nr. 82). Als *Olivenhain in der Provence* (Kat.nr. 44, abgeb.) waren die *Oliviers* (F 710) [*Oliveyard: Blue sky* (F 1970: 585)] zu sehen. Das *Irrenhaus in Arles* (Kat.nr. 45) meinte *La maison de santé à Saint-Rémy* [*St Paul's Hospital*] von 1889 (F 643). *Das goldene Getreidefeld* (Kat.nr. 46), so ein Münchner Rezensent, sei in van Goghs Korrespondenz belegt, wo er einmal von sieben Getreidefeldstudien spreche. Einschränkend setzte der Kunstkritiker hinzu: »Das hier ausgestellte Getreidebild besitzt, wenn man von der schön zugerichteten Ockerfarbe absieht, wenig Fesselndes.« (Alfred Georg Hartmann, »Neue französische Malerei II«, *Allgemeine Zeitung*, Nr. 415, Vorabendblatt, 8.9.1906). Der deutsche Titel *Das goldene Getreidefeld*, der nicht notwendigerweise korrekt übersetzt war, erinnert an die Titel der beiden Gemälde *Le champ de blé jaune* (F 717), dessen Kolorit de la Faille mit Gelb und Ocker angab, und *Les blés jaunes* (F 615). Jill-Elyse Grossvogel wies in diesem Zusammenhang jedoch auf eine in den Juni 1888 datierte Ernteszene van Goghs aus Arles (F 560) und ein wohl im Juni 1889 in St.-Rémy entstandenes Getreidefeld mit Schnitter und Sonne (F 617) hin, zwei Bilder, die offenbar beide im Besitz Schuffeneckers waren. Schuffenecker hatte wohl zu der van-Gogh-Ausstellung der Galerie Bernheim-Jeune 1901 ein Gemälde beigesteuert, das dort als *Moisson d'or* bezeichnet war. Auch Walter Feilchenfeldts Hinweis, 1907 sei aus der Sammlung A. Schuffenecker in der Mannheimer Kunsthalle eine *Landschaft (Goldene Getreidefelder)* ausgestellt worden, bezieht sich auf das Gemälde F 617 (Vgl. *Claude-Emile Schuffenecker. 1851-1934*, a.a.O., Kat.nr. 25 / Feilchenfeldt, *a.a.O.*, S.107, sowie Gordon, *a.a.O.*, dort unter 366b). Was die Identität des Bildes *Der Garten Daubignys in Auvers* (Kat.nr. 47) angeht, ist derzeit noch abzuwarten, was neuere Debatten über die Authentizität eines Werkes van Goghs ergeben, das

am 9. /10.12. 1996 bei einer Pariser Auktion versteigert wurde (vgl. Peter Kropmanns, »In einem Meer aus Ginster. Eine Erinnerung an den Maler Claude-Emile Schuffenecker«, *Frankfurter Rundschau*, Nr. 293, 16.12.1996, S.10). Fest steht, daß Schuffeneckers mehrere Gartenbilder aus Auvers besaßen. Der deutsche Katalog von 1906 präzisiert nicht, ob die Werke van Goghs von A. oder E. Schuffenecker stammten; der Titel *Der Garten Daubignys in Auvers* lokalisiert das Werk jedoch eindeutig. Es sieht so aus, als beziehe sich die Angabe (»Wander-Ausstellung Pariser Künstler 1906«) von de la Faille (J.-B. de la Faille, *Vincent van Gogh*, Paris, 1939, S.524 und Abb. 765) zu dem Gemälde F 777 auf die hier im Mittelpunkt stehende Wanderausstellung (zu der Debatte um die Authentizität der Bilder F 776 und F 777 vgl. de la Faille, *Vincent van Gogh*, a.a.O., S.520). In de la Failles Œuvreverzeichnis taucht dagegen der Name Schuffenecker unter F 777 ebenso wenig auf wie der Hinweis auf eine Wander-Ausstellung 1906.
Von MANGUIN war – mit Bezug auf *Henri Manguin. Catalogue raisonné de l'œuvre peint*, sous la direction de Lucile et Claude Manguin [...] Catalogue raisonné: Marie-Caroline Sainsaulieu, Neuchâtel, 1980 – als *Junge Mutter* eine von zwei sehr ähnlichen Versionen einer *Maternité* von 1903 dabei [Zwischen dem Œuvreverzeichnis, den Angaben des deutschen Katalogs und der dortigen Abbildung besteht ein Dissens. Der deutsche Katalog ordnet die *Junge Mutter* der Sammlung Vollard zu. Sainsaulieu ordnet ihre Kat.nr. 97 Vollard, die Kat.nr. 98 hingegen Druet zu. Der Abbildung, nicht aber der Besitzerangabe im deutschen Katalog nach zu urteilen, war jedoch nicht die Kat.nr. 97 (Vollard), sondern die Kat.nr. 98 (Druet) ausgestellt. Als *Wald in Saint Tropez (Provence)* (Kat.nr. 81) wurde *Le vallon, Villa Demière* von 1905 (Kat.nr. 155) vorgeführt. Die *Olivenbäume (Cavalière, Provence)* (Kat.nr. 82) waren identisch mit *Les oliviers à Cavalière* von 1906 (Kat.nr. 208). Als *Der gelbe Sonnenschirm* (Kat.nr. 83) war das Gemälde *Jeanne à l'ombrelle, Cavalière* von 1906 (Kat.nr. 211) dabei. Letzteres befindet sich heute in der Kunsthalle Bielefeld.
Von MARQUET waren – mit Bezug auf *Albert Marquet. 1875-1947* (Ausst.kat.), Lausanne, 1988 – vermutlich als *Parasolpinie in Saint-Tropez* (Kat.nr. 84) das Gemälde *Pin à Saint-Tropez* von 1905 (Kat.nr. 23) und als *Notre Dame in Paris* (Kat.nr. 86) entweder *L'abside de Notre-Dame* von 1902 (Kat.nr. 13) oder *Notre-Dame sous la neige* von 1905 (Kat.nr. 21) zu sehen. Mit Bezug auf *Albert Marquet. 1875-1947* (Ausst.kat. Bordeaux / Paris), Paris, 1978, könnte auch *Notre-Dame soleil* von 1904 (Kat.nr. 16) in Frage kommen. Als *Pointe d'Agay (Provence)* in Deutschland ausgestellt (Kat.nr. 85) könnte entweder *Port d'Agay* von 1905 (Kat.nr. 24) oder *Vue d'Agay* von 1905 (Kat.nr. 25) gezeigt worden sein.
Von SEURAT waren u. a. zu sehen: als *Grosse Studie zur »Grande Jatte«* (Kat.nr. 99) die *Esquisse d'ensemble* (1884/85), heute im Metropolitan Museum, New York (vgl. C. M. de Hauke, *Seurat*, t. 1, Paris, 1961, Kat.nr. 142), als *Studie: Kanal in Gravelines (Picardie)* (Kat.nr. 101) das Bild *Le chenal de Gravelines: Petit Fort Philippe (Port)* von 1890, heute im Indianapolis Museum of Art (vgl. Kat.nr. 207), als *Schiffe in Honfleur* (Kat.nr. 102) das Gemälde *Coin d'un bassin à Honfleur* von 1886, heute im Rijksmuseum Kröller-Müller, Otterlo (vgl. Kat.nr. 163) sowie als *Junges Mädchen, sich pudernd* (Kat.nr. 103) die *Jeune femme se poudrant (La Toilette)* von 1890, heute im Courtauld Institute, London (vgl. Kat.nr. 200).
Die Identifizierung der ausgestellten Werke von VALTAT ist problematisch. Der Künstler hat immer wieder gleiche Themen variiert. So ist allein die Darstellung einer *Frau mit Katze* (Kat.nr. 127) 1900 und 1901 dutzendfach entstanden, auch *Föhren am Meeresufer (Provence)* (Kat.nr. 125) waren ihm wiederholt ein Bild wert – schon 1901 (*Les pins au bord de la mer*), aber auch später (vgl. Jean Valtat, *Louis Valtat. Catalogue de l'œuvre peint. 1869-1952*, t. I, Neuchâtel, 1977).

78
A. a. O., S.9.

79
Das gleiche gilt für seine unklare Äußerung: «...auch auf dem »blonden Nacken« Rysselberghes (hier zum erstenmale ausgestellt)« (S.7) , wenn sie sich auf den Künstler und nicht auf das Bild *Der blonde Nacken* bezieht, denn van Rysselberghe war in München bereits im April 1904 zu sehen, als eine Ausstellung der »Phalanx« Guérin, Lemmen, Signac, Rysselberghe und van de Velde brachte. Vgl. dazu G. F., »Neo-Impressionisten-Ausstellung der »Phalanx««, *Münchner Neueste Nachrichten*, Nr. 202, Vorabendblatt, 30.4.1904.

80
A. a. O., S.9. in einer Anmerkung verwies er auch auf »die Gauguins der Berliner Secession 1906 und des Folkwang-Museums in Hagen (W.)«.

81
Bernhard Maaz hat kürzlich dargelegt, daß Kunstphotographien am Ende des 19. Jhs. eine maßgebliche Rolle in der Arbeit Hugo von Tschudis und der Nationalgalerie zu spielen begonnen haben: »Plastik und Photographie im Umkreis von Druet und Rodin«, *Manet bis van Gogh*, a.a.O., S.377-381, v.a. S.380-381.

82
Paula Modersohn-Becker in Briefen und Tagebüchern, hrsg. von Günter Busch und Liselotte von Reinken, Frankfurt am Main, 1979, Brief vom 10.8.1907, S.472.

83
Claude-Emile Schuffenecker ist nur bedingt der Schule von Pont-Aven zuzuordnen. (vgl. Anm.41, 44). Nicht einmal sein Aufenthalt in Pont-Aven ist belegt, auch, wenn – wie beispielsweise bei Jaworska, *Gauguin et l'Ecole de Pont-Aven*, a.a.O., S.55 – ein Gemälde von Bernard als *Portrait de Schuffenecker à Pont-Aven* bezeichnet ist. Vgl. dazu Jaworskas eigene Überlegungen, *a.a.O.*, S.49. Zu Schuffenecker vgl. auch zuletzt, Kropmanns, »In einem Meer aus Ginster. Eine Erinnerung an den Maler Claude-Emile Schuffenecker«, *Frankfurter Rundschau*, Nr.293, 16.12.1996, S.10

84
Franz Wolter, »Aus dem Münchner Kunstverein«, Beilage zu *Die Christliche Kunst*, Jg. III, H. 4, S.VI, 1.1.1907.

85
So ist die Beteiligung Cézannes dem Katalog nicht zu entnehmen. Im Gegenteil wurde dort mit Bedauern das Fehlen von Werken des Meisters aus Aix entschuldigt. Verschiedenen Presseberichten (*Münchner Neueste Nachrichten, Allgemeine Zeitung*) ist jedoch zu entnehmen, daß vier Gemälde von Cézanne aus Münchner Privatbesitz dem aus Paris kommenden Konvolut hinzugefügt wurden. In der *Allgemeinen Zeitung* (Alfred Georg Hartmann, »Neue französische Malerei III«, *AZ*, Nr. 421, Vorabendblatt, 12.9.1906) hieß es, es seien von Cézanne zwei Fassungen eines Frauenporträts ausgestellt worden, bei denen die Dargestellte in dunkelrotem Kleid gezeigt würde und der Hintergrund hell und graublau sei. Mit Bezug auf den Catalogue raisonné von Lionello Venturi, *Cézanne. Son art – Son œuvre*, Paris 1936, ist man versucht, zu glauben, es habe sich dabei um die beiden gleichnamigen Versionen *Mme Cézanne au fauteuil jaune*, V 570 und V 571, gehandelt. Venturi beschrieb den Hintergrund des Bildes V 570 als graublau und ordnete es der Sammlung Pellerin zu, während er den Hintergrund des Bildes V 571 als graugrün beschrieb und als frühen Besitzer Thannhauser (München) angab. Indes schuf Cézanne noch zwei andere Versionen, V 572 und V 573, von denen letztere am ehesten der minimalistischen Beschreibung des Münchner Feuilletonkritikers – rotes Kleid auf blaugrauem Fond – entspricht. Dieses Bild – *Madame Cézanne en rouge* – befand sich einst bei Paul Cassirer, dann bei Alfred Flechtheim. Wilhelm Michel («Eine Ausstellung französischer Künstler im Münchener Kunstverein«, *Zeitschrift für bildende Kunst*, N. F. XVIII (1906/07), H. 1, S.26) erwähnte in seiner Besprechung zwei weibliche Porträtstudien und ein Stilleben von Cézanne. Bemerkenswert erscheint in diesem Zusammenhang übrigens die Nähe zweier Bilder von Jawlensky zu Cézanne-Porträts, auf die der Russe möglicherweise durch die Münchner Ausstellung aufmerksam wurde: vgl. v. a. V 523 und die genannte Serie mit: Maria Jawlensky, Lucia Pieroni-Jawlensky and Angelica Jawlensky, *Alexej von Jawlensky. Catalogue raisonné of the Oil Painting*, vol. I 1890-1904, München, 1991, Kat.nr. 134 *Mädchen mit blauer Schürze* (1906) und Kat.nr. 156 *Helene mit roter Weste* (1907).

86
F.[ritz] v.[on] O.[stini], »Französische Künstler im Münchner Kunstverein.«, *Münchner Neueste Nachrichten*, No. 415, Vorabend-Blatt, 6.9.1906.

87
Alfred Georg Hartmann, »Neue französische Malerei III«, *AZ*, Nr.421, Vorabendblatt, 12.9.1906. Die ersten beiden Folgen und der Schluß des Artikels in vier Teilen erschienen: *AZ*, Nr. 409, Vorabendblatt, 5.9.1906; *AZ*, Nr.415, Vorabendblatt, 8.9.1906; *AZ*, Nr. 425, Vorabendblatt, 14.9.1906. In der letzten Ausgabe hieß es: »Die französische Serie hat viel Staub aufgewirbelt. In vielen Jahren ist in München nicht so viel über Kunst geredet

worden, wie in den letzten vierzehn Tagen.«

88
Spectator, »Frankfurter Kunstschau (Die Franzosen im Kunstverein.)«, *Frankfurter Zeitung*, 16.10.1906, 2. Morgenblatt.

89
R. S., »Die Ausstellung der französischen Maler bei Arnold«, *Dresdner Anzeiger*, Jg. 177, Nr. 323, 23.11.1906.

90
Paul Fechter, »Die Impressionisten bei Arnold«, *Dresdner Neueste Nachrichten*, Jg. XIV, Nr. 305, 10.11.1906. Fechter betrachtete Denis gewissermaßen als Sonderfall, brachte ihn jedenfalls nicht in Zusammenhang mit dem Kreis von Pont-Aven, den er nicht erwähnt.

91
»Masses réduites, formes cernées, perspective gommée, couleurs retenues ou sonores, toujours arbitraires: ce sont les caractères de l'esthétique nouvelle: le *synthétisme*.« Bildnotiz »Portrait de l'artiste 1890« (Nr. 19), *Emile Bernard. 1868-1941* (Ausst. kat. Musée Balore), Nîmes, 1993, S.54. Im Werkverzeichnis von Jean-Jacques Luthi, *a.a.O.*, wird Schuffenecker als Besitzer eines Bildes bzw. mehrerer Werke von Bernard nicht erwähnt.

92
Vgl. L 119.

93
Vgl. N. N., »»Laveuses sur l'Aven« un tableau de valeur d'Emile Bernard authentifié à Quintin«, *Le Télégramme de Brest*, 17.09.1974. Abgebildet bei Jaworska, *Gauguin et l'Ecole de Pont-Aven*, a.a.O., S.40.

94
F.[ritz] v.[on] O.[stini], »Französische Künstler im Münchner Kunstverein.«, *Münchner Neueste Nachrichten*, No. 415, Vorabend-Blatt, 6.9.1906.

95
Vgl. Kat.nr. 63 der »Exposition Maurice Denis« (Pavillon de Marsan / Union Centrale des Arts décoratifs), Paris, 1924.

96
Vgl. Ausst.kat. *Maurice Denis et la Bretagne, Maurice Denis à Perros-Guirec*, Musée de Morlaix / Maison des Traouieros, Perros-Guirec, 1985, Kat.nr. 35.

97
Es dürfte sich um das heute der Münchner Pinakothek gehörende Gemälde *La couronne* handeln, das 1906 im Salon des Indépendants zu sehen war (vgl. Hopp, *Impressionisten, Post-Impressionisten und Symbolisten*, a.a.O., unter Inv.nr. 12220, S.99-100). Vgl. auch Kat.nr. 151 der »Exposition Maurice Denis«, a.a.O..

98
F.[ritz] v.[on] O.[stini], »Französische Künstler im Münchner Kunstverein.«, *Münchner Neueste Nachrichten*, No. 415, Vorabend-Blatt, 6.9.1906.

99
Spectator, »Frankfurter Kunstschau (Die Franzosen im Kunstverein.)«, *Frankfurter Zeitung*, 16.10.1906, 2. Morgenblatt.

100
R. S., »Die Ausstellung der französischen Maler bei Arnold«, *Dresdner Anzeiger*, Jg. 177, Nr. 323, 23.11.1906.

101
Vgl. *Gauguin*, a.a.O., Kat.nr. 2 und 3 sowie W 31, W 32, W 33, W 44 und W 161, des weiteren aber auch andere Arbeiten aus der Umgebung von Paris, als Gauguin in Pontoise und im benachbarten Osny auf Motivsuche ging.

102
Vgl. *Gauguin*, a.a.O., Kat.nr. 30.

103
F.[ritz] v.[on] O.[stini], »Französische Künstler im Münchner Kunstverein.«, *Münchner Neueste Nachrichten*, No. 415, Vorabend-Blatt, 6.9.1906.

104
Alfred Georg Hartmann, »Neue französische Malerei III«, *AZ*, Nr.421, Vorabendblatt, 12.9.1906.

105
Dem Catalogue raisonné von Wildenstein ist zu entnehmen, daß Madame Kohler eine Nachbarin der Schuffeneckers in der Rue Boulard war. An gleicher Stelle findet sich der Hinweis darauf, daß sie einst wahrscheinlich ihr Porträt besaß. Nicht erwähnt wurde, daß sich dieses Bildnis (zeitweise) in der Sammlung Schuffenecker befand. Diese Provenienz ist ebenfalls weder dem monographischen Artikel von Catherine W. Blanton »Notes on a portrait by Gauguin in the Chester Dale Collection«, *Report and studies in the history of art*, 1967, S.89-98,

noch einer umfangreichen schriftlichen Auskunft des Departments of Curatorial Records, National Gallery, Washington, D. C., vom 17. 9. 1996 zu entnehmen.

106
F.[ritz] v.[on] O.[stini], »Französische Künstler im Münchner Kunstverein.«, *Münchner Neueste Nachrichten*, No. 415, Vorabend-Blatt, 6.9.1906.

107
Spectator, »Frankfurter Kunstschau (Die Franzosen im Kunstverein.)«, *Frankfurter Zeitung*, 16.10.1906, 2. Morgenblatt.

108
R. S., »Die Ausstellung der französischen Maler bei Arnold«, *Dresdner Anzeiger*, Jg. 177, Nr. 323, 23.11.1906.

109
Das Department of Curatorial Records, National Gallery of Art, Washington, D. C., bestätigte, daß das 1963 aus der Sammlung von Chester Dale erworbene, nicht im Œuvreverzeichnis von Wildenstein enthaltene Bild *Brittany landscape* sich einst in der Sammlung Emile Schuffenecker befand (vgl. dazu auch Bodelsen, *a.a.O.*, List C, Supplement Nr. 12, S.30, Abb. 46). Jill-Elyse Grossvogel machte in einem persönlichen Gespräch (Paris 22.10.1996) demgegenüber darauf aufmerksam, daß im Pariser Salon d'Automne 1906 – der etwa zeitgleich zu der deutschen Wanderausstellung stattfand – aus der Sammlung Schuffenecker ebenfalls eine in der Bretagne entstandene Landschaft von Gauguin zu sehen war.

110
Vgl. Katalognotiz von Françoise Cachin »La famille Schuffenecker« (Kat.nr. 61), *Gauguin*, a.a.O., S.141-143. Ihre Erläuterungen tragen dazu bei, nachzuvollziehen, weshalb der Rezensent des *Dresdner Anzeigers* das Bild, wie zitiert, als »bizarr« und als »schon an den schauerlich komischen Mordgeschichtenstil« streifend bezeichnete. Donald E. Gordon, *Ernst Ludwig Kirchner*, München, 1968, S.17, vermutete, von Gauguin sei »nur »seine frühe Periode»« zu sehen gewesen.

111
Pastelle und Zeichnungen anderer bei der Ausstellung vertretener Künstler sind im Katalog als solche gekennzeichnet worden.

112
René Porro, *Claude-Emile Schuffenecker. Une œuvre mélodieuse*, Fedry / Combeaufontaine, 1992, Kat.nr. 43, S.65. Ein Bild *Au parc de Montsouris* war offenbar unter Kat.nr. 66 bei der Ausstellung im Café Volpini zu sehen (vgl. Faksimile des historischen Katalogs bei Porro, *a.a.O.*, S.227, bzw. Jaworska, *Paul Gauguin et l'Ecole de Pont-Aven*, a.a.O., S.78-79). Vermutlich ist es identisch mit dem auf 1886 datierten Gemälde *Au parc Montsouris* einer Privatsammlung, dessen Charakter, wie es heißt, »pointillistisch« ist (vgl. dazu Text zu Kat.nr. 248, *Les enfants au parc Montsouris*, bei Geneviève Monnier, *Inventaire des collections publiques françaises 29: Musée du Louvre, Cabinet des dessins. Musée d'Orsay. Pastels du XIXe siècle*, Paris, 1985, S.208). Jill-Elyse Grossvogel teilte mir am 9.9.1996 mit, daß ein Gemälde *Le cygne* 1884 beim Salon des Indépendants ausgestellt war und sich 1960 in der Gallery Tooth, London, befand.

113
Jill-Elyse Grossvogel machte mir eine Aufnahme vom stark ausgearbeiteten Entwurf für eine impressionistisch aufgefaßte Dekoration, ein Wandbild *Le lavoir public / Les lavandières*, 1887, bekannt, das am 27.5.1995 bei einer Auktion der Villa Grisebach, Berlin, angeboten worden sein soll und vielleicht aus dem Umkreis des 1906 ausgestellten Bildes stammt.

114
F.[ritz] v.[on] O.[stini], »Französische Künstler im Münchner Kunstverein.«, *Münchner Neueste Nachrichten*, No. 415, Vorabend-Blatt, 6.9.1906.

115
Vgl. Charles-Guy Le Paul et G. Dudensing, »Gauguin et Schuffenecker«, *Bulletin des amis du Musée de Rennes*, No. 2 (*Numéro spécial »Pont Aven»*), été 1988, S.58, fig. 9 (tableau non localisé); Porro, *a.a.O.*, Kat.nr. 172, S.186 und Kat.nr. 308, S.237, sowie *Emile Schuffenecker. 1851-1934*, a.a.O., Kat.nr. 26. Bei der Volpini-Ausstellung 1889 war als Kat.nr. 61 ein Gemälde *Ramasseuses de varech – Yport* zu sehen (vgl. Faksimile des historischen Katalogs bei Porro, *a.a.O.*, S.227, bzw. Jaworska, *Paul Gauguin et l'Ecole de Pont-Aven*, a.a.O., S.78-79).

116
Harry Graf Kessler. Tagebuch eines Weltmannes, a.a.O., S.154; vgl. auch Anm.2.

117
Katalog der Internat. Kunst-Ausstellung. Mannheim 1907. 1. Mai-20. Okt. / Offizieller Katalog der Kunst-Ausstellung [...] Dritte Ausgabe. Alle Werke von Sérusier stammten aus der Galerie Druet, wie vermerkt wurde. R. A. Meyer wurde als Delegierter für Frankreich, Belgien und Holland (S.7) aufgeführt; Amédée Schuffenecker wurde als Leihgeber der Werke von von (sic) Gogh und Gauguin genannt (S.14), obwohl in dieser dritten Auflage des Katalogs Gauguin nicht verzeichnet ist. Allerdings notierte Uhde-Bernay in den *Monatsheften für Kunstwissenschaft*, Jg.I, H. 3, 1908, S.203, unter »Rundschau/München«, daß Werke van Goghs und Gauguins der Pariser Sammlung Schuffenecker, welche im April 1908 bei Zimmermann zu sehen sein würden, ›übrigens zum Teil schon in der Ausstellung in Mannheim und in Berlin‹ gezeigt worden seien. Mit Mannheim könnte Uhde-Bernays die *Internationale Kunst-Ausstellung, Mannheim 1907* gemeint haben. Bei Gordon, *Modern Art exhibitions 1900-1916*, Bd.I, München, 1974, ist die Sérusiersche *Herbstlandschaft* reproduziert (Abb.nr. 314). Amédée Schuffenecker lieh von van Gogh: Kat.nr. 366a *Frau im Garten*, Kat.nr. 366b *Goldene Getreidefelder*, Kat.nr. 366c *Sonnenblumen*, Kat.nr. 366d *Garköchin*, Kat.nr. 366e *Holländ. Korbmacher*, Kat.nr. 366f *Frauen im Garten*, Kat.nr. 366g *Der pointillierte Baum*. An der Ausstellung nahmen auch Cottet und Simon mit zahlreichen Werken aus der Bretagne teil (zu Cottet und Simon vgl. die Ausführungen am Ende des Abschnitts über Meier-Graefes Schriften).

118
Vgl. Anm.231.

119
Von den zahlreichen Künstlern seien genannt: Curt Herrmann, Christian Rohlfs, E. R. Weiß, Bonnard, Camoin, Delaunay, Denis, Dufy, Herbin, Maillol, Marquet, Metzinger, Picasso, Puy, Redon, Vallotton, Vuillard. Der *Berliner Börsen-Courier* vom 22.12. 1907 soll eine Besprechung gebracht haben; die Ausgabe konnte mir leider nicht zugänglich gemacht werden. Vgl. auch die Notiz unter »Chronik«, *Kunst und Künstler*, Jg. VI, H. 5, 4.2.1908, S.215.

120
L.[udwig] P.[ietsch], *Vossische Zeitung*, 1.1.1908, Morgenblatt, 8. Beilage: »Der Inhalt der schlimmsten »Schreckenskammern«, die wir jemals bei Cassirer und in den Räumen der Sezession dem Publikum geöffnet sahen, erreicht kaum die Höhe oder Tiefe der Elendigkeit und Verrücktheit der Gemälde moderner Franzosen und ihrer treuen deutschen Schüler und Nachahmer (...). Es sind ohne Ausnahme unglaublich roh geschmierte und gekleckste grellbunte Farbensudeleien, in denen keine Form und kein Ton an in der Natur Vorkommendes erinnert.« In den *Monatsheften für Kunstwissenschaft*, Jg. I, H. 3, 1908, S. 203 bemerkte Uhde-Bernays, unter »Rundschau« / »München« daß die Werke van Goghs und Gauguins der Pariser Sammlung Schuffenecker, welche im April 1908 bei Zimmermann zu sehen sein würden, »übrigens zum Teil schon in der Ausstellung in Mannheim und in Berlin« gezeigt worden seien. Mit Berlin könnte Uhde-Bernays die Schau bei Schulte gemeint haben.

121
Brief an Elisabeth, 14.12.1907, *August Macke, Briefe an Elisabeth und die Freunde*, hrsg. von Werner Frese und Ernst-Gerhard Güse, München, 1987, S.161.

122
Jg. VI, H. 2, 7.11.1907, S.78-81 (mit Abbildungen), Jg. V, H. 3, 1.12.1907, S.125-127 (mit Abbildungen) und Jg. VI, H.4, 4.1.1908, S.160-163 (mit Abbildungen), dort als *Bilder* (sic) *einer Insulanerin* auch das Bildnis der Mutter des Künstlers, *Portrait de la mère de l'artiste*.

123
N. N., unter »Feuilleton«, *Vossische Zeitung*, 19.10.1907.

124
Der Verleger Bruno Cassirer wird als Sammler mit *La femme au chignon (I)* (1886, W 184) in Verbindung gebracht. Konkrete Daten verzeichnete Wildenstein allerdings nicht. Die Authentizität des Bildes ist von Bodelsen, *a.a.O.*, List A, S.28, bezweifelt worden.

125
Meldung »Die Van Gogh-Ausstellung bei Brakl«, *Münchner Neueste Nachrichten*, No. 159, Morgenblatt, 3.4.1908; vgl. auch No. 126, Einzige Tages-Ausgabe, 15.3. 1908; No. 133, Morgenblatt, 19.3.1908 (Rezension) und No. 136, Vorabend-Blatt, 21.3.1908.

126
Gemäß einer Kurzmeldung unter »Kunstsalon W. Zimmer-

mann«, *Münchner Neueste Nachrichten*, No. 133, Morgenblatt, 19.3.1908, wurde die Ausstellung bereits am 23.3. 1908 eröffnet, »da die Bilder am 15. April schon wieder nach Paris zurückgesandt werden müssen und dem Münchner Publikum auf diese Weise in der Ergänzung der van Gogh-Ausstellung der Modernen Kunsthandlung ein größerer Ueberblick über das Schaffen dieses Meisters geboten werden kann.« Ein Inserat mit eben diesen Daten erschien im Annonceteil der *Münchner Neuesten Nachrichten*, Nr. 138, Einzige Ausgabe, 22.3.1908.

127
Gordon, *a.a.O.*, S.249, und Katalog *Van Gogh. Gauguin*. Der Katalog enthält zwei kurze Texte zu van Gogh (S.3-4) und Gauguin (S.5-6), signiert mit W. Z. Neben van Gogh und Gauguin sind verzeichnet: Ten Cate (Nr. 22: *Strand von Trouville*, Nr. 23: *Schneelandschaft*, Nr. 24: *Loosdrich*, Nr. 25: *Egmond sur mer*, Nr. 26: *Bei Havre*), James Tissot (Nr. 27: *Die Louvre-Besucher*, Nr. 28: *Im Bois de Boulogne*), Quentin de Latour (Nr. 29: *Selbstporträt*), L. Lucas (Nr. 30: *Kirchliche Szene*), G. Courbet (Nr. 31: *Schneelandschaft*), J. Henner (?) (Nr. 32: *Damenporträt*), Monnoyer (Nr. 33: *Blumenstilleben*).

128
Die Meldung »Eine Van-Gogh-Ausstellung«, *Münchner Neueste Nachrichten*, No. 119, Morgenblatt, 11.3.1908, die noch von einer Eröffnung am 30.3.1908 ausging, informierte lediglich darüber – nach Aufzählung einiger Hauptwerke van Goghs wie *Die Arleserin*, *Der Garten Daubignys*, *La maison des fous* und *La Sirène* –, daß von Gauguin »eine Reihe von bedeutenden Werken« zu sehen sein werde. In den *Monatsheften für Kunstwissenschaft*, Jg. I, H. 3, 1908, S. 203 bemerkte Uhde-Bernays, unter »Rundschau« / »München« daß die Werke van Goghs und Gauguins der Pariser Sammlung Schuffenecker, welche im April 1908 bei Zimmermann zu sehen sein würden, »übrigens zum Teil schon in der Ausstellung in Mannheim und in Berlin« gezeigt worden seien. Mit Berlin könnte Uhde-Bernays die Schau bei Schulte (Dez.1907), mit Mannheim die *Internationale Kunstausstellung. Mannheim 1907* gemeint haben .

129
Titia Hoffmeister, *Der Berliner Kunsthändler Paul Cassirer. Seine Verdienste um die Förderung der Künste und um wichtige Erwerbungen der Museen*, Dissertation, Halle a. d. Saale, 1991, Bd. 2, S.91. Mit Paul Cassirer brachte Wildenstein drei Werke in Verbindung: mit den in der Bretagne entstandenen Gemälden *Asters sur une commode* (1886, W 209) und *Entre les lys* (1889, W 366) sowie mit dem wohl auf Tahiti entstandenen *Autoportrait à l'idole* (1891, W 415).

130
Lt. gleichnamigem Katalog der Ausstellung, vom 11.4. bis 8.5.1909, Kat.nr. 74 und 75.

131
Vgl. Gordon, *a.a.O.*, dem vermutlich die erste Auflage des Katalogs vorlag.

132
Vgl. Luthi, *a.a.O.*, und Marcel Guicheteau, *Paul Sérusier*, Paris, 1976, Kat.nr. 253, S.252.

133
Katalog *Ausstellung für christliche Kunst*, 2. Auflage. Vgl. Jubiläums-Katalog (*Museum Folkwang. Band I. Moderne Kunst. Plastik. Malerei. Graphik*, bearbeitet von Dr. Kurt Freyer, Hagen, 1912; Reprint in *Karl Ernst Osthaus. Leben und Werk*, Recklinghausen, 1971, S.519-526, hier: S.521), Kat.nr. 120 (*Madonna*, Tempera, um 1898).

134
Gordon, *a.a.O.*, der die Ausstellungsdaten mit 4.8.-16.9.1909 angibt. Abweichend meldete die *Hagener Zeitung* unter »Folkwang« am 14.8.1909: »Paul Ganguin (sic), der den meisten Museumsbesuchern durch seine Oelbilder schon bekannt sein wird, ist mit zehn Litographien (sic) aus seiner frühesten, und ebensovielen Holzschnitten aus seiner späteren, der bekannten Südseezeit vertreten.« Die Gauguins waren wohl sämtlich Leihgaben von Julius Meier-Graefe, der einen Großteil der zweihundert graphischen Arbeiten französischer Künstler für eine Wechselausstellung zur Verfügung gestellt hatte (*Hagener Zeitung*). Auf die Sammlung Meier-Graefe wird noch zurückzukommen sein.

135
Vgl. Karl-Heinz Meissner, »Dokumentation zur Ausstellungsgeschichte der Münchner Galerien im 20. Jahrhundert«, *ohne Auftrag. Zur Geschichte des Kunsthandels. Band I. München*, hrsg. von Rupert Walser und Bernhard Wittenbrink, München, 1989, S.258-259.

136
Kunst und Künstler, Jg. VIII, H. 2, 1.11.1909, S.86-101. Die anderen Abbildungen stellen dar: Als *Tahitianerin* das Gemälde *Te Reriora / Le rêve* (1897, W 557), als *Phantasie* das Bild *Le cheval blanc* (1898, W 571), als *Mystische Szene* das Gemälde *Arearea Joyeusetés (I)* (1892, W 468) und als *Selbstbildnis* das *Autoportrait »à l'ami Daniel«* (1897, W 556).

137
Ein Ausstellungskatalog der Münchner Station konnte nicht bibliographisch nachgewiesen werden. Zum nachgewiesenen Dresdner Katalog *Paul Gauguin 1848-1903. Sonderausstellung 7.9.-7.10.1910* hatte Dr. Meyer-Riefstahl ein Vorwort verfaßt. Auch dieser Katalog konnte mir nicht beschafft werden. Die genauen Laufzeiten der Münchner Ausstellung sind nicht bekannt; den *Münchner Neuesten Nachrichten* (*MNN*) ist zu entnehmen, daß sie wohl Ende Juli mit 15 Werken eröffnet und dann um 11 Werke bereichert wurde (*MNN*, Nr. 374, Vorabend-Blatt, 12.8.1910) sowie bis zum 31. August 1910 einschließlich zu sehen war (*MNN*, Nr. 405, Vorabend-Blatt, 31.8.1910). Die Moderne Galerie ließ sie am 28.7.1910 ankündigen (»eine größere Ausstellung bedeutender Werke von Gauguin«; *MNN*, No. 348, Vorabend-Blatt) und inserierte in der gleichen Zeitung (»Theatinerstr. 7. Arco-Palais / Moderne Galerie / Gauguin.«) am 11.8.1910 (*MNN*, Nr. 372, Vorabend-Blatt), 15.8.1910 (*MNN*, Nr. 379, Einzige Ausgabe), 18.8.1910 (*MNN*, Nr. 383, Vorabend-Blatt) und 22.8.1910 (*MNN*, Nr. 390, Einzige Ausgabe). In ihrem Morgenblatt vom 2.8.1910 (Nr. 357) hatten die *MNN* bereits die »Ausstellung einer Privatsammlung neuerer Kunst in der modernen Galerie im Arcopalais« besprochen; unter den Werken der Sammlung A. W. von Heymel erwähnte der Rezensent auch »eine südliche Landschaft« von Gauguin.

138
Meyer, der sich nun fortan Meyer-Riefstahl nannte, hat diese Ausstellung sehr wahrscheinlich organisiert. Jedenfalls war er Verfasser des Katalogvorworts. Meyer-Riefstahl hatte auch 1909 mit Heinrich Thannhauser zusammengearbeitet: »Die 55 Werke der französischen Abteilung wurden in Paris von R. Meyer-Riefstahl zusammengestellt«, schrieb Karl-Heinz Meissner mit Bezug auf die Eröffnungsausstellung der »Modernen Galerie« im November 1909, wo Werke u.a. von Corot, Courbet, verschiedener Impressionisten und Post-Impressionisten sowie von Bonnard zu sehen waren (Karl-Heinz Meissner, unter »Dokumentation zur Ausstellungsgeschichte der Münchner Galerie im 20. Jahrhundert«, *ohne Auftrag. Zur Geschichte des Kunsthandels*, a.a.O., S.258). Allerdings hieß es im *Cicerone*, Jg. II, H. 22, S.706-707 und unter dem Verfasserkürzel U.-B. (Uhde-Bernays?): »Es sind diesmal die französischen Impressionisten in einer an Qualität erheblich geringeren Auswahl, als sie Dr. Meyer-Riefstahl vor einigen Jahren in einer vielbefeindeten Ausstellung im Kunstverein zusammengebracht hatte.« Die Kirchner-Forschung hat möglicherweise bereits geklärt, wie Kirchner an die Vorlage für das Plakat kam. Es ist jedenfalls nicht undenkbar, daß ihm das Original zur Verfügung stand, doch schon 1908 war *La mère de l'artiste* in *Noa Noa* (Bruno Cassirer Verlag, Berlin) und, großformatig, in der Zeitschrift *Kunst und Künstler* (Jg. VI, H. 4, 4.1.1908) reproduziert worden.

139
Deutsche Kunst und Dekoration, Bd. XXVII (Okt. 1910 - März 1911), S.109-116. Auf die Rolle von Pont-Aven geht der Autor, wohl auch orientiert am andersgelagerten Schwerpunkt der Ausstellung, nur kurz ein. Vgl. W 523. Bodelsen bezweifelte in ihrer Rezension, *a.a.O.*, S.38, die Authentizität des Werks *Drame au village*.

140
Deutsche Kunst und Dekoration, Bd. XXVII (Okt. 1910 - März 1911), S.109-110, S.112-115. Bodelsen machte in ihrer Rezension, *a.a.O.*, S.34, 37-38, auf die Reproduktionen dieser Werke bereits aufmerksam. Gordon vermutete, es sei auch das Bild *Tahitiennes sur la plage* (1892, W 462) beteiligt gewesen (vgl. Gordon, *Ernst Ludwig Kirchner*, a.a.O., S.468, Anm. 17) – eine These, welche eine Aussage von Ingried Brugger, Pechsteins *Abend in den Dünen* (1911) sei undenkbar ohne Gauguins Bild W 462 plausibel macht (vgl. Ingried Brugger, »Die »Brücke« – Stil und Entwicklung«, *Wege des Expressionismus – Die »Brücke«* [Ausst.kat. Bank Austria Kunstforum Wien, 1995/ 96], hrsg. von Magdalena M. Moeller, München, 1995, S.23 [mit Reproduktionen der betreffenden Bilder]).

141
M. K. R., unter »Ausstellungen« /

»München«, *Der Cicerone*, Jg. II, H. 16, S.565. Ein Hinweis auf diese Ausstellung ist auch den *MNN*, Nr. 396, Morgenblatt, 25.8.1910, zu entnehmen.

142
In der Forschungsliteratur wurde diesbezüglich mitunter nicht unterschieden und die Heymel-Ausstellung mit (einem) Werk(en) Gauguins wohl unzutreffend als *die* Gauguin-Ausstellung der Modernen Galerie von Heinrich Thannhauser betrachtet. Vgl. dazu Karl-Heinz Meissner, unter »Dokumentation zur Ausstellungsgeschichte der Münchner Galerie im 20. Jahrhundert«, *ohne Auftrag. Zur Geschichte des Kunsthandels*, a.a.O., S.258.

143
MNN, Nr. 396, Morgenblatt, 25.8.1910. Die Meldung (unter »Kunstchronik« / »Kleine Kunstnachrichten«) wies darauf hin, daß Gauguin »jetzt seinen Einzug ins Pariser Luxembourg-Museum gehalten« habe. »Zwei Kunstfreunde haben zwei Gemälde seiner Hand der Sammlung zum Geschenk gemacht, ein drittes soll noch folgen.«

144
h, ohne Titel, im Anschluß an Rudolf Meyer-Riefstahls Beitrag, wie angegeben.

145
Die Rheinlande, Bd. XX, Juli-Dezember 1910, S.374-375.

146
Der Cicerone gibt die Anzahl der Werke mit 26 an; vgl. Jg. II, H. 16, S.565, unter »Ausstellungen« / »München« (Autor M. K. R.) sowie H. 17, S.592, unter »Ausstellungen« / »Dresden«. In *Kunst und Künstler*, Jg. IX, H. 2, 1.10.1910, unter »Ausstellungen« / »Dresden« (Autor P. F.), S.107, steht, es seien 25 Werke gewesen. Vermutlich fehlte in Dresden das Gemälde aus der Sammlung Heymel, das den 25 Werken aus Paris für die Münchner Station hinzuzurechnen ist.

147
Zu *Les quatre Bretonnes* vgl. Hopp, *Impressionisten, Post-Impressionisten und Symbolisten*, a.a.O., unter Inv.nr. 8701, S.110-113, wo bereits auf die Teilnahme des Bildes an der Dresdner Ausstellung (nicht jedoch auf die an der vorhergehenden Münchner Station) hingewiesen wurde.

148
Hanna Grisebach, »2. Gauguinausstellung in Berlin (Galerie Thannhauser)«, *a.a.O.*, S.499.

149
Die Namenskombination findet sich mit und ohne Bindestrich.

150
Meyer alias Meyer-Riefstahl ist in Hinblick auf Matisse in der Dissertation *Matisse in Deutschland* des Verfassers umfassend gewürdigt worden.

151
Unter Kat.nr. 67; vgl. Gordon, *a.a.O.*, S.426. Vielleicht handelte es sich dabei um die *Pêcheurs à la ligne* (1888, W 262).

152
Vgl. Anm.246 und die Texte von Hildegard Reinhardt, *Der Gereonsclub 1911-1913. Europas Avantgarde im Rheinland* (Schriftenreihe des Vereins August Macke Haus e.V. Nr. 9), hrsg. vom Verein August Macke Haus e.V., Bonn, 1993.

153
Gleichnamiger Katalog der Ausstellung 11.3. - Anfang Mai 1911, S.22.

154
Gordon, *a.a.O.*. Zu Emmy Worringer vgl. Anm.152.

155
Vgl. Gordon, *Modern Art exhibitions 1900-1916*, Bd. I, *a.a.O.*, Abb. nr. 738, dort mit falscher Legende (zu tauschen mit Legende zu Abb. nr. 787).

156
Internationale Kunst-Ausstellung des Sonderbundes westdeutscher Kunstfreunde und Künstler zu Cöln. [...] Illustrierter Katalog, Köln, 1912.

157
Die Gouache (1890, W 391) entstand - trotz ihres Titels - offenbar in der Bretagne.

158
Vermutlich handelte es sich dabei um das Aquarell *En Bretagne* (1889; heute in The Whitworth Art Gallery, Manchester; vgl. *Gauguin*, a.a.O., Kat.nr. 102) oder, sofern auf die Datierung des Sonderbund-Kataloges Verlaß ist, um eine vergleichbare Arbeit.

159
Kat.nr. 152: *Nature morte au profil de Laval* (1886, W 207) - Kat.nr. 155: *Les trois petits chiens* (1888, W 293) - Kat.nr. 156: *Ramasseuses de varech (II)* (1889, W 349) - Kat.nr. 157: *Gardeuse de porcs*

(1889, W 354) – Kat.nr. 158: *Nègrerie Martinique* (1890, W 391) – Kat.nr. 159: vielleicht *Petit Breton à l'oie* (1889, W 367), wahrscheinlicher aber *Petit Breton nu* (1889, W 339), das ein Jahr später bei der Eröffnungsausstellung der Galerie Flechtheim war – Kat.nr. 160: *En Bretagne* (?) – Kat.nr. 161: *La mère de l'artiste* (um 1890, W 385). H. von Wedderkop, *Sonderbundausstellung 1912. Führer nebst Vorwort*, Bonn, 1912, urteilte (S.42): »Die Bilder seiner vortahitianischen Zeit sind die schwächsten. Sie sind zu dekorativ stilisiert (z. B. in der Behandlung der Baumkronen (...).« Zur *Nature morte au profil de Laval* ließ er wissen (S.44): »Viel Delikatesse sieht man in Einzelheiten, z. B. wie die Gruppe der Äpfel auf dem »Stilleben« (152) zusammengehalten ist.«

160
Gordon, *a.a.O.*. *Joseph und die Frau Putiphars* sind als 1910 in München und Dresden ausgestellt bereits erwähnt worden. *Die roten Dächer* lassen sich mit einem Titel bei Wildenstein nicht in Verbindung bringen. Als *Obstpflücken* könnte ein Bild mit dem Titel *Cueillette* ..., ähnlich wie bei W 475 oder W 585 gemeint gewesen sein.

161
Ulrike Becks-Malorny, *Der Kunstverein in Barmen 1866-1946. Bürgerliches Mäzenatentum zwischen Kaiserreich und Nationalsozialismus*, Wuppertal, 1992, S.266-267.

162
Bei Wildenstein sind Goldmann (W 94) und von Andreae (W 184) nicht verzeichnet, Deichmann (W 492) nur für das Jahr 1920. Unter W 94 machte Wildenstein, leider weitgehend ohne genaue Daten, die Angaben: »Le peintre Philipsen; – Justin K. Thannhauser, Berlin; – Acheté dans une vente à Paris en novembre 1911 (450 F); – Dr Richard Ederheimer, Francfort-sur-le-Main (...).« Unter W 184 nannte Wildenstein Bruno Cassirer, leider ohne Daten. Wildenstein zufolge soll das Wallraf-Richartz-Museum die Variante *La Femme au chignon (II)* (1886, W 185) 1909 angekauft haben; als Kat.nr. 153 sei es in der Sonderbund-Ausstellung gezeigt worden. Bei Gordon, *a.a.O.*, werden für 1912 außerdem genannt: Berlin, Mai: Sturm (Verschiedene Graphik, 1 Zeichnung / auch Bernard war mit einer Lithographie vertreten); Leipzig, April – Juni: Verein Leipziger Jahresausstellung (2 Holzskulpturen); München, Oktober: Neue Kunst Hans Goltz, Erste Gesamtausstellung (Graphik, darunter fünf Lithographien *Naufrages de la Bretagne*).

163
Von Bodenhausen und von Mutzenbecher pflegten intensive Kontakte zu Henry van de Velde. Zu van de Velde vgl. Anm.11.

164
Nicht auszuschließen ist aber als weiterer Faktor auch, daß qualitätvolle Werke aus der Bretagne zeitweise in geringerem Maße dem Markt zur Verfügung standen. Leider unterließ es Vollard in seinen *Erinnerungen eines Kunsthändlers* (hier mit Bezug auf die erweiterte Neuausgabe Zürich, 1980, S.212-213) seine Suche nach Werken von Gauguin in der Bretagne zu datieren. Zu den deutschen Gauguinsammlern und -galeristen: Dem betreffenden Artikel von Ludwig Burchart, *Allgemeines Lexikon der Bildenden Künstler* (Thieme-Becker), Bd. 13, Leipzig, 1920, und dem »Index des noms de collectionneurs« bei Wildenstein sind allein über vierzig Namen deutscher Sammler und Kunsthändler zu entnehmen. Vgl. darüberhinaus die Ergänzungen und Korrekturen von Bodelsen, *a.a.O.*, S.27-38, insbes. S.35-37 (vgl. W 197: *L'Allée dans la forêt*; W 209: *Asters sur une commode*; W 308: *Ferme à Arles*; W 354: *Gardeuse de porc*; W 366: *Entre les lys*; W 432: *I Raro te Oviri (II)*; W 622: *Groupe avec un ange*). Die Liste der von Burchart, Wildenstein und Bodelsen zusammengetragenen Namen ließe sich besonders für die Zeit nach 1912 um viele Namen ergänzen. Vgl. dazu beispielsweise Paul Westheim, »Erinnerung an eine Sammlung«, *Das Kunstblatt*, Jg. II, 1918, S.241, und Gauguins dort reproduziertes und besprochenes Bild *Dans le jardin de l'hôpital d'Arles* (1888, W 300; vgl. dazu auch *Arlésiennes – mistral*, die nach diesem Gemälde W 300 entstanden sind). Der Artikel behandelt die Sammlung Sally Falk, Mannheim; vgl. dazu *Stiftung und Sammlung Sally Falk*, Kunst und Dokumentation Band 11, Städtische Kunsthalle Mannheim, 1994, S.107. In Ergänzung außerdem zu der Sammlung Otto Krebs (Holzdorf bei Weimar): Albert Kostenevich, *Hidden treasures revealed. Impressionist masterpieces and other important French paintings preserved by The State Hermitage Museum, St. Petersburg, New York*, 1995, S.9-18, v. a. S.15-16. Die deutsche Übersetzung erschien als Albert Koste-

newitsch, *Aus der Eremitage. Verschollene Meisterwerke deutscher Privatsammlungen*, München, 1995. Waldemar Ritter, »Die sowjetischen Trophäen-Kommissionen. Zur Verschleppung von Kunstschätzen aus deutschen Museen und Sammlungen«, *Museums-Journal* [Berlin], Jg. 10, Nr. IV, Oktober 1996, S.8, zufolge besaß Krebs auch Sérusier. Zu Krebs außerdem, zuletzt, Frauke Brader, »Die besten Bilder stammen von einem Außenseiter. Auferstanden aus den Verliesen der Eremitage: Der Impressionisten-Sammler Otto Krebs«, *Frankfurter Allgemeine Zeitung*, Nr. 300, 24.12.1996, S.27.

165
Emil Schaeffer, »Eine neue Geschichte der modernen Kunst«, *Frankfurter Zeitung*, 15.7.1904 (Nr. 195, Erstes Morgenblatt), Feuilleton.

166
»Briefe von Paul Gauguin. (Schluß)«, *Das Kunstblatt*, Jg. IV, 1920, H. 7, S.209. *Das Kunstblatt* bezog sich auf die Übersetzung von Hans Jakob in einer Ausgabe der Briefe, die 1920 in Potsdam (*Paul Gauguin. Briefe. An Georges-Daniel de Monfreid mit einer Einleitung von Victor Segalen*) erschienen war (vgl. dazu Jg. IV, H. 7, S.253), in zwei Details jedoch abweicht: dazu zählt, daß das elegantere Verb »heranziehen« durch »benutzen« ersetzt ist. Zwei Briefe in deutscher Übersetzung an Charles Morice veröffentlichte die Zeitschrift in ihrem Jg. IX, 1925. In der neueren Ausgabe *Paul Gauguin. Briefe. Die Briefe Gauguins an Georges Daniel de Monfreid*, Berlin(Ost), 1964, ist »C...« ersetzt durch »Bernard«. Vgl. Anm.29.

167
Meier-Graefe unterhielt gute Kontakte zu Schuffenecker oder hat sich zumindest einmal intensiv seine Sammlung angesehen und ihn befragt, wie entsprechenden Anmerkungen in seiner *Entwickelungsgeschichte* zu entnehmen ist. Vgl. *Entwickelungsgeschichte*, a.a.O., Bd. I, S.378, Anm.2 (wo es zum Umfang des Gauguin-Œuvres auch heißt: »Schuffenecker schätzt allein 150 Skulpturen«), und Stellen, an denen es um Werke van Goghs im Besitze der Schuffeneckers geht. Vgl. auch Anm.29.

168
Vgl. W 216 und W 518, teils ohne Daten zur Provenienz.

169
Die Graphik aus der Sammlung Meier-Graefe, »in ihrer Art wohl die reichste und wertvollste, die es in Deutschland gibt«, sei bis dahin noch nie ausgestellt worden. Vgl. »Museum Folkwang«, *Hagener Zeitung*, Nr. 189, Zweites Blatt, 14.8.1909.

170
Vogt, *Museum Folkwang Essen. Die Geschichte einer Sammlung junger Kunst im Ruhrgebiet*, a.a.O., S.14. Vogt machte jedoch deutlich, daß er nur annehme, daß es die genannten Bilder waren, die Osthaus 1904 erwarb.

171
Hesse-Frielinghaus, »Folkwang 1. Teil«, *Karl Ernst Osthaus. Leben und Werk*, a.a.O., S.142.

172
Hesse-Frielinghaus, *Karl Ernst Osthaus. Leben und Werk*, a.a.O., S.142.

173
Abweichend notierte Richard Brettell: »Il acheta le tableau à Vollard en 1903 dès la fermeture de l'exposition (...).« Zitiert nach Kat. notiz zu *Contes barbares* (Kat.nr. 280), *Gauguin*, a.a.O., S.474. Brettell, der 1989 im gleichen Katalog eine Rekonstruktion der Vollard-Ausstellung angekündigt hat (vgl. Anm.3), stützte sich möglicherweise auf bisher unveröffentlichte Quellen der Archives Vollard. Die Ausstellung fand vom 4. bis 28.11.1903 statt (Gloria Groom, »Chronologie: juillet 1895 – novembre 1903«, *Gauguin*, a.a.O., S.376.

174
Osthaus empfing (angemeldete und ihm bekannte) interessierte Gäste (Künstler, Kritiker etc.) jedoch auch in seiner Villa; vgl. Walter Erben, »Karl Ernst Osthaus, Lebensweg und Gedankengut«, *Karl Ernst Osthaus. Leben und Werk*, a.a.O., S.58.

175
Vgl. Erben, *Karl Ernst Osthaus*, a.a.O., S.49, und Hesse-Frielinghaus, *Karl Ernst Osthaus*, a.a.O., S.142, 234 (Anm.63). Vgl. auch Katalognotiz zu *Contes Barbares*, *Gauguin*, a.a.O., Kat.nr. 280, S.474.

176
»Folkwang. Jahresbericht. Sonderabdruck aus der *Hagener Zeitung*«, o. D., Presseausschnittmappe im Osthaus-Archiv, Karl-Ernst-Osthaus-Museum, Hagen. In einem weiteren undatierten Artikel hieß es unter »Aus dem westfälischen Kunstleben / Folkwang, Hagen«: »Außerdem machte die Februar-Ausstellung mit

einer talentvollen dänischen Bildhauerin bekannt, Edith Willumsen, der Gattin jenes verdienstvollen Malers, dessen im vorigen Sommer hier ausgestellte Knabenakte den Besuchern des Museums noch in Erinnerung sein werden.« Es scheint, als sei es diesbezüglich in der entsprechenden Liste bei Hesse-Frielinghaus, *Karl Ernst Osthaus*, a.a.O., S.511, zu Verwechslungen der beiden Willumsens gekommen. Hesse-Frielinghaus erwähnt dort von den »in monatlichem Wechsel gezeigten Bilderkollektiven« nur: Kalckreuth (Jan. 1903), Gauguin (Dez. 1903), Puvis de Chavannes (Juli 1904), Weiss (Dez. 1904) und Rohlfs (Dez. 1904). Vgl. dazu auch das Inserat des Folkwang-Museums in der *Hagener Zeitung* vom 31.1.1905.

177
Meier-Graefe, *Entwickelungsgeschichte*, a.a.O., Bd. I , S.378, Anm.2.

178
Unter »Ankäufe der Galerien«, a.a.O., Jg. IV, Düsseldorf, 1905, S.112.

179
»Der Folkwang«, *Frankfurter Zeitung*, 26.9.1906 / *Neue Hamburger Nachrichten*, 12.11.1906.

180
Ausst.kat. *Galerie Miethke. März – April 1907*, Kat.nr. »62 *Am Strande* ... Pont Aven ... Folkwangmuseum« und »67 *Strandarbeit* .... Pont Aven ... Folkwangmuseum«. Die Liste der Exponate beinhaltet auch andere Fehler, so der, daß Kat.nr. »64 *Fam. Schuffeneker* (sic)« in Pont -Aven entstanden sei.

181
»Das Osthausmuseum in Hagen i. W.«, *Dresdner Nachrichten*, 25.6.1907.

182
Vgl. Reprint des Katalogs (*Museum Folkwang. Band I. Moderne Kunst. Plastik. Malerei. Graphik*, a.a.O.) bei *Karl Ernst Osthaus*, a.a.O., S.519-526.

183
Hesse-Frielinghaus, *Karl Ernst Osthaus*, a.a.O., S.147.

184
Hesse-Frielinghaus, *Karl Ernst Osthaus*, a.a.O., S.140-141, 221.

185
Das Kunstblatt, Jg. IV (1920), H.7, S.220-221. Einer Anmerkung, S.221, ist zu entnehmen, daß alle diese Werke 1903/04 erworben worden seien.

186
Agnes Waldstein, *Museum Folkwang. Band I. Moderne Kunst. Malerei. Plastik. Grafik*, Essen, 1929.

187
Vgl. Anm.176, 178; vgl. des weiteren Anm.117, wo vielleicht dieses Bild als in Mannheim 1907 ausgestellt verzeichnet wurde. Es müßte allerdings überprüft werden, ob *Madonna* und *Mutter und Kind* nicht ein und dasselbe Werk meinen.

188
»Folkwang«, *Hagener Zeitung*, 8.10.1906, und Hesse-Frielinghaus, *Karl Ernst Osthaus*, a.a.O., S.512, wo es heißt, im Juni 1909 habe man Gemälde von Guy Maynard, Pont-Aven, gezeigt.

189
Waldstein, *a.a.O.*. Bernards 1904 erworbene *Afrikanerin* ist dagegen noch heute in Essen zu sehen.

190
In dem Standardwerk der Osthaus-Forschung, der Monographie, die Herta Hesse-Frielinghaus mitverantwortete, deckt sich die Angabe, im Sommer 1903 habe eine Zeitung das Eintreffen weiterer Bilder u. a. von Gauguin gemeldet (Walter Erben, »Van de Velde und das Folkwang«, S.49) nicht mit der betreffenden Anmerkung (S.113, Anm.32), wo es heißt: *Westfälisches Tageblatt*, 24.10.1904. Die wertvollen, gleichwohl in desolatem Zustand befindlichen Presseausschnittmappen des Osthaus-Archivs enthalten leider oftmals dilettantisch ausgeschnittene und eingeklebte, d. h. ohne Quellenangaben und Daten versehene Berichte; sie müßten sämtlich überprüft und teilweise neu recherchiert werden. Aufgrund ihres Zustands wurde auf das Zitieren ihrer Signaturen hier verzichtet.

191
»Ankäufe der Galerien«, *Jahrbuch der Bildenden Kunst 1905/06*, Jg. IV, Düsseldorf, 1905, S.112.

192
Vgl. W 293, vermutlich mit Bezug auf den Sonderbund-Katalog, der jedoch diesbezüglich nicht explizit ist.

193
Vgl. auch weiter unten folgenden Abschnitt zu Thea Sternheim.

194
Beatrice von Bismarck, »Harry Graf Kessler und die französische Kunst um die Jahrhundertwende«, *Zeitschrift des deutschen Vereins für Kunstwissenschaft*, Band 42, H. 3 («Sammler der frühen Moderne»), 1988, S.53 und 60 (Anm.38). Es war offenbar Kesslers Bild *Manaò tupapaú*, das im März/April 1907 in der Galerie Miethke ausgestellt war (Kat. *Galerie Miethke. März – April 1907*, Vorwort »Paul Gauguin« von Rudolf Adalbert (sic) Meyer (Paris), Kat.nr. »51 *Tehua couchée* ... St. Dominique ... Privatb. Weimar«). In seinem Vorwort hob Meyer Kessler ausdrücklich hervor.

195
1933 von Max Perl erworben. Der französische Titel lautet auch *Satisfait*. Vgl. Sigrid Achenbach, Katalogtext zu Kat. VII.66, *Das Berliner Kupferstichkabinett. Ein Handbuch zur Sammlung*, hrsg. von Alexander Dückers, Berlin, 1984, S.415.

196
Angelica Jawlensky, »The autonomy of colour. The evolution of Jawlensky's Art«, Maria Jawlensky, Lucia Pieroni-Jawlensky and Angelica Jawlensky, *Alexej von Jawlensky. Catalogue raisonné of the Oil Painting*, vol. I 1890-1904, a.a.O., S.15 und »Biographical outline«, a.a.O., S.36-37. Dort wird das Gauguinbild als *Riders on the beach* (1902) bezeichnet, womit wohl W 620 gemeint ist. Clemens Weiler sprach von dem Gauguinbild *Reiter am Strand von Tahiti*; vgl. Weiler, *Alexej von Jawlensky*, Köln, 1959, S.50. Zu Felix vom Rath vgl. Reinhold Sietz, »Felix vom Rath«, Die Musik in Geschichte und Gegenwart. Allgemeine Enzyklopädie der Musik, Bd. 11, Kassel/Basel/London/New York, 1963. Dort heißt es, Felix vom Rath sei »Sohn eines Geheimen Kommerzienrats«, womit wohl Emil vom Rath gemeint war.

197
Vgl. Thomas Föhl, Biographie »Eberhard Freiherr von Bodenhausen-Degener«, *Curt Herrmann. 1854-1929. Ein Maler der Moderne in Berlin*, hrsg. von Rolf Bothe (Ausst.kat. Berlin), Berlin, 1989, S.311. Der 1914 erschienene Katalog *Französische Kunstausstellung aus den letzten drei Jahrzehnten der franz. Malerei* des Kunstmuseums in Essen weist ihn vornehmlich als Signac-Sammler aus. Das Bild W 635 dürfte er, Wildenstein zufolge, bis 1908 besessen haben.

198
Hugo von Hofmannsthal – Eberhard von Bodenhausen. Briefe der Freundschaft, Düsseldorf, 1953.

199
Gemeint war das Buch von Jean de Rotonchamp, das Kessler gefördert hatte (vgl. Anm. 2, 116). Zitiert nach einem unveröffentlichten, wohl aus den 1960er Jahren stammenden Manuskript von Heinrich Mutzenbecher, S.20a, Archiv Volkert Mutzenbecher, Witzhave. Zu den Gauguins in Weimar 1904 vgl. Kneher, *a.a.O.* (vgl. Anm. 11), S. 202 und S. 448, Anm. 184, sowie – neben den genannten Katalognummern W 302, W 427 und W 473 – auch W 548-560.

200
Katalog der Staatsgalerie Stuttgart, hrsg. vom Stuttgarter Galerieverein, 1957.

201
Jahrbuch der Bildenden Kunst 1908/09, Jg. VII, Berlin, 1908, unter »Ankäufe der Galerien« / »K. Württ. Kunstsammlungen des Staates«: Serusier, *Die Felsen von Grelport*, S.80. Im *Jahrbuch der Bildenden Kunst 1909/10*, Jg. VIII, Berlin, 1909, unter »Ankäufe der Galerien« / »K. Württ. Kunstsammlungen des Staates«: Serusier, *Landschaft*. Vermutlich wurde ein und dasselbe Gemälde versehentlich zweimal aufgeführt.

202
Stefan Pucks, »Von Manet zu Matisse – Die Sammler der französischen Moderne in Berlin um 1900«, *Manet bis van Gogh*, a.a.O., S.389; vgl. auch Andrea Pophanken, »Privatsammler der französischen Moderne in München«, *Manet bis van Gogh*, a.a.O., S.428.

203
Bothe, *a.a.O.*, S.101, Anm.32 und Anm.26. Bothe weist darauf hin, daß Herrmann das Bild bei Mogens Ballin in Kopenhagen erwarb (lt. Brief Ballins an Herrmann vom 21.3.1909).

204
R. Breuer, »Der Künstler und seine Welt. Curt Herrmann – Berlin Als Maler und Sammler«, *Deutsche Kunst und Dekoration*, XXXI, 1912, S.134.

205
Unter Kat.nr. 157.

206
Vielleicht erwarb Heymel Gauguin bereits um 1902/03. Er hat sich vermutlich nicht erst 1910 von Teilen seiner Sammlung getrennt. 1908 machte er der

Kunsthalle Bremen die Maske einer Tahitianerin von Gauguin zum Geschenk. Vgl. Sabine Helms, »Alfred Walter Heymel. 1878-1914« und »Alfred Walter Heymel. 1878-1914. Geschichte einer Sammlung«, *Impressionismus. Pont-Aven. Nabis. Fauves. Skizzen und Bilder à l'hommage de A. W. Heymel* (Graphisches Kabinett Kunsthandel Wolfgang Werner), Bremen, 1977, o. S.. Vgl. auch Anm.137, 146.

207
Vgl. *Das Kunstblatt*, Jg. I, 1917, S.96. Dem in der Berliner Kunstbibliothek aufbewahrten Exemplar des Auktionskatalogs ist ein handschriftlicher Eintrag »Gauguin. Bretonisches Mädchen« hinzugefügt. Des gleichen, auf der Seite, auf der es um Werke von van Gogh, Henry de Groux etc. geht: »Schuffenecker. Landschaft«. Vgl. *Moderne Gemälde aus dem Nachlass A. W. von Heymel. Sammlung M. Pickenpack u.a.* zur Ausstellung vom 4. bis 7.3.1917 und zur Versteigerung am 8.3.1917.

208
Silvia Schmidt, »Bernhard Koehler – ein Mäzen und Sammler August Mackes und der Künstler des »Blauen Reiter««, *Zeitschrift des deutschen Vereins für Kunstwissenschaft*, Band 42, H. 3 («Sammler der frühen Moderne»), 1988, S.76-91.

209
Vgl. Paul Fechter, »Die Sammlung Schmitz«, *Kunst und Künstler*, Jg. VIII, H. 1, 27.09.1909, S.22, 25.

210
Zur Sammlung vgl. Stefan Pucks, »Von Manet zu Matisse – Die Sammler der französischen Moderne in Berlin um 1900«, *Manet bis van Gogh*, a.a.O., S.387.

211
Der Cicerone, Jg. VIII, H. 11/12, 7.6. 1916, S.246, verzeichnete unter »Stattgehabte Versteigerungen« / N.N., »Die Sammlung Stern« zu der Auktion am 21.5.1916 (Hugo Helbing, München, bei Paul Cassirer, Berlin), daß eine *Landschaft in Samoa* und eine *Tahitanerin, unter einem Baume lagernd* den Besitzer gewechselt hätten. An anderer Stelle ist von einer »Landschaft aus Tahiti« und einer »Aquarellstudie« die Rede (Erich Hancke, »Die Sammlung Stern«, *Kunst und Künstler*, Jg. VIII, H. 11, 1.8. 1910, S.547). Vgl. *Auktionskatalog Sammlung Julius Stern † Berlin. Versteigerung Montag, 22. Mai 1916 [...] Galerie Paul Cassirer [...] Cassirer/Helbing* mit Text »Die Sammlung Stern« von Karl Scheffler, Kat.nr. 22 und 23. Wildenstein verzeichnete unter W 601, *Près des Huttes* (1901), daß die Landschaft hernach in der Berliner Sammlung Siemens, später in Besitz von Georg Hoffmann, München, gewesen sei. Zu dem Aquarell vgl. John Rewald, *Gauguin Drawings*, New York / London, 1958, Nr. 100 *Woman with Mangos / TE ARII VAHINE*, 1896 (dort, verglichen mit der Reproduktion des Auktionskatalogs, im Baum links oben retuschiert). Rewald zufolge ist dieses Blatt eher eine Studie nach als für das in die Moskauer Sammlung Schtschukin gekommene, heute in der St. Petersburger Eremitage aufbewahrte gleichnamige Gemälde (1896, W 542). Als Kat.nr. 88 wurde bei der Auktion Stern auch eine *Heuernte* von Schuffenecker angeboten.

212
Emil Waldmann, »Bremer Privatsammlungen«, *Kunst und Künstler*, Jg. XVII, H. 5, 1.2.1919, S.178, 189. Zu Biermann erhielt ich am 25.10.1996 freundliche Auskünfte von Dorothee Hansen, Kunsthalle Bremen. Vgl. auch Dorothee Hansen »›... die Eroberung Bremens für die moderne Malerei...‹ . Max Liebermanns Briefe an Gustav Pauli aus den Jahren 1900 bis 1913‹. *›Nichts trügt weniger als der Schein‹. Max Liebermann. Der deutsche Impressionist*, Ausst.kat. Kunsthalle Bremen, 1995/96, S.52.

213
Vgl. W 100.

214
Vgl. gleichnamiger Katalog der vom 15.5. bis 12.6.1918 gezeigten Ausstellung der Kunsthalle Bremen, Kat.nr. 15 und 16.

215
Kat.nr. 173, vgl. W 620.

216
Vgl. Anm.157, 158.

217
Zum Ehepaar Wolde vgl. auch Dorothee Hansen »›... die Eroberung Bremens für die moderne Malerei...‹ . Max Liebermanns Briefe an Gustav Pauli aus den Jahren 1900 bis 1913‹. *›Nichts trügt weniger als der Schein‹. Max Liebermann. Der deutsche Impressionist*, Ausst.kat. Kunsthalle Bremen, 1995/96, S.52. Das Bild mit der Inv.nr. 1911/3 hat die Maße 46 x 55 cm, nach anderer Quelle 49 x 57 cm, und trägt unten

links die Bezeichnung P. Go.. Das im Catalogue raisonné Wildensteins nicht abgebildete Werk stammt vermutlich aus dem Jahr 1886 (vgl. Der Kunstverein in Bremen / Kunsthalle Bremen / Siegfried Salzmann (Hg.), *Dokumentation der durch Auslagerung im 2. Weltkrieg vermißten Kunstwerke der Kunsthalle Bremen*, Bremen, 1991, Kat.nr. 13, S.20. / Wulf Herzogenrath, »›Ein Schaukelpferd von einem Berserker geritten‹, »Gustav Pauli, Carl Vinnen und der »Protest deutscher Künstler«, *Manet bis van Gogh*, a.a.O., S.271: »1910 (sic): Paul Gauguin, ›Stilleben‹, o. J. (Kriegsverlust).« / Bodelsen, *a.a.O.*, List C, Supplement No. 11, S.30, hat das Gemälde – wiewohl sie die Authentizität der Signatur anzweifelte – in das Jahr 1885 datiert und reproduziert. – Es zeigt, plaziert auf einer Kommode, deren Schublade geöffnet ist, ein Blumenarrangement in einer Schale, daneben eine Flasche und ein Stück drapierten Stoffs. Am linken Bildrand erscheint ein Tisch, etwas höher als die Kommode, mit weiteren Gegenständen. Der Hintergrund, bestehend aus einer Tapete, die über einem Sockel, vielleicht einem Paneel, in Höhe der Tischkante ansetzt, ein am oberen Bildrand abgeschnittenes, an der Wand hängendes Objekt, ferner der gestreifte Stoff, die Blumen (Dahlien?) selbst sowie die offenstehende Schublade haben Parallelen in zwei Stilleben von Gauguin, die 1886 in der Bretagne entstanden (Vgl. *La nappe blanche (Pension Gloanec)*, W 208, und vor allem *Asters sur une commode*, W 209; siehe dazu auch Bodelsen, *a.a.O.*, S.36, unter W 209: *Asters sur une commode*).

218
Magdalena M. Moeller, Alfred Flechtheim und die Vermittlung französischer Kunst vor 1914«, *Alfred Flechtheim. Sammler. Kunsthändler. Verleger* (Ausst.kat. Düsseldorf, 1987 / Münster, 1987/88), Düsseldorf, 1987, S.41.

219
Carl Sternheim hat in seinem Buch *Gauguin und Van Gogh*, Berlin, 1924, das Zusammentreffen der beiden Künstler in Arles literarisch verarbeitet.

220
Kunst und Künstler, Jg. XVII (1919), H. 7, 1.4.1919, S.280. Offenbar gelangte das Bild als *Mädchen in gelbem Kittel vor Sommerlandschaft* über Flechtheim an Sternheims (Brief von Stoisy [Thea Sternheim] an Hünni [Carl Sternheim] vom 9.3.1916, *Carl Sternheim. Briefe II. Briefwechsel mit Thea Sternheim, Dorothea und Klaus Sternheim 1906-1942*, hrsg. von Wolfgang Wendler, Darmstadt, 1988, S.184, und Anm. S.747); vgl. dazu auch Brief von Stoisy an Hünni, 30.12.1927: »das gelbe Mädchen im Jahre 1915 von mir gezahlt, als Ersatz für die an Frau Mitford verkaufte Arleserin, deren Verlust mich damals ausser mir brachte. (....) Es kann also gar keine Frage sein, dass (...) Gauguin: Stillleben (sic) [und Gauguin..., PK] Mädchen (...) anschließend mit meinem Geld gekauft wurden und deshalb mir gehören.« *Carl Sternheim*, a.a.O., S.360-361.

221
Georg Swarzenski, »Die Sammlung Hugo Nathan in Frankfurt a. M.«, *Kunst und Künstler*, Jg. XV, H. 3, 1.12.1916, (S.105-120), S.115.

222
Wildenstein, *a.a.O.*, gibt als Provenienzen an: »Galerie d'Art, Brême [Bremen, PK] – Hugo Perls, Berlin – Druet, Paris – Galerie Commeter, Hambourg«, allerdings ohne Daten.

223
Wildenstein, *a.a.O.*, führte als Provenienzen die Namen Henckell und Goldschmidt, Hamburg, sowie Werner, Berlin, an – ohne genaue Daten.

224
Wildenstein, *a.a.O.*, teilweise ohne genaue Daten zur Provenienz. Vgl. Bodelsen, *a.a.O.*, List D, S.37. Feldmann, Kunsthändler in Köln und Berlin, wird für das Jahr 1912 auch mit einer *Paysage d'hiver à Copenhague* (1885, W366) in Verbindung gebracht.

225
Zu diesen Unterlagen gehören Korrespondenzen mit französischen und deutschen Kunsthändlern, die Werke zeitgenössischer Künstler angeboten und nicht selten zur Ansicht geschickt haben. Ankäufe scheiterten oft aus finanziellen Gründen. Auch nicht zum Tragen gekommene Offerten können aber von großem Erkenntniswert sein.

226
Übersetzt wiedergegeben nach Pierre Schneider, *Matisse*, Paris, 1984 (aktualisierte Ausgabe 1992), S.727. Pierre Schneider zufolge habe das Bild von Gauguin die *Nu rose* von Matisse (1909, Musée de peinture et de sculpture, Grenoble) inspiriert. Vergleicht man die Werke, die einst im Besitz Vollards waren, mit

diesem Akt von Matisse, so kommt als direkte Anregung – wenn sie denn gegeben war – nur *VAIRUMATI* (1897, W 559) in Betracht.

227
Manet bis van Gogh, a.a.O., Kat.nr. 41.

228
Vgl. Hopp, *Impressionisten, Post-Impressionisten und Symbolisten*, a.a.O., unter Inv.nr. 8652, S.114-116. Vgl. *Manet bis van Gogh*, a.a.O., Kat.nr. 41 und 42.

229
Welch frischen Wind diese Werke in die Isarmetropole brachten, zeigt ein Vergleich mit dem Gemälde von Charles Cottet, *Pont-en-Royans / Ansicht von Pont-en-Royans* (um 1904/05), dessen Ankauf für die Königliche neue Pinakothek noch gar nicht lange her war: 1906. (Vgl. unter »Ankäufe der Galerien«, *Jahrbuch der Bildenden Kunst 1907/08*, Jg. VI, Berlin, 1907, S.83 / Christian Lenz, *Impressionisten, Post-Impressionisten und Symbolisten*, a. a .O., unter Inv.nr. 8437, S.77-78); vgl. dazu die im vorliegenden Beitrag vorangegangenen Ausführungen über Meier-Graefes *Entwickelungsgeschichte* bzw. Schmidts *Französische Malerei des 19. Jahrhunderts*. Es sieht so aus, als sei es *TE TAMARI NO ATUA*, eines der von Tschudi erworbenen, 1906 bei der Berliner Secession gezeigten Bilder gewesen, das im März/April 1907 in der Galerie Miethke als eines von zwei Bildern aus Berliner Privatbesitz ausgestellt war (Kat.nr. »60 *Heilige Familie* ... Tahiti ... Privatb. Berlin«). Das zweite Bild (Kat.nr. »55 *Landschaft* ... Pont Aven. Bretagne ... Privatb. Berlin«) dürfte *La Mare* gewesen sein, vorausgesetzt allerdings, daß man sich damals beim Hinweis auf Pont Aven geirrt hat, was nicht ausgeschlossen ist. Vgl. Anm.71-74, 180.

230
W 201; vgl. *Manet bis van Gogh*, a.a.O., Kat.nr. 40 und S.436. Vgl. auch »Die ›Kunst der Lebenden‹ in den Deutschen Museen«, *Das Kunstblatt*, Jg. IV (1920), H. 7, S.238, wo verzeichnet ist: »Komposition von Tahiti. 1912 (Geschenk)«, »Landschaft aus Martinique. 1912 (Geschenk)« und »Bretonische Bäuerinnen. 1913 (Geschenk)«.

231
Jahrbuch der Bildenden Kunst 1908/09, Jg. VII, Berlin, 1908, unter »Ankäufe der Galerien« / »K. Württ. Kunstsammlungen des Staates«: Serusier, *Die Felsen von Grelport*, S.80. Im *Jahrbuch der Bildenden Kunst 1909/10*, Jg. VIII, Berlin, 1909, unter »Ankäufe der Galerien« / »K. Württ. Kunstsammlungen des Staates«: Serusier, *Landschaft.*

232
Katalog der Staatsgalerie Stuttgart, hrsg. vom Stuttgarter Galerieverein, 1957.

233
Diesen Hinweis erhielt ich am 8.11.1996 von Christoph Becker, Staatsgalerie Stuttgart. Der Nachlaß Hoelzel, der noch der wissenschaftlichen Aufarbeitung harrt, könnte neue Erkenntnisse in dieser Sache liefern.

234
Katalog der Staatsgalerie Stuttgart, a.a.O.. Vgl. dazu auch Hugo Troendle, »Paul Sérusier und die Schule von Pont-Aven«, *Das Kunstwerk*, 1952, H. 3, S.21-23: Troendle hat seinen Erinnerungen zufolge Sérusier 1907 durch Verkade kennengelernt. Der Franzose sei 1907 in Karlsruhe mit Ludwig Dill und Hans Thoma zusammengetroffen. Vgl. auch Ursula Heiderich, »August Macke, der Zeichner«, *August Macke. Zeichnungen. Werkverzeichnis*, Stuttgart, 1993, S.36. Die vor dieser Zeit entstandenen Werke Hoelzels stehen den Bretagne-Werken von Cottet, Dagnan-Bouveret und Simon noch näher als denen der Schule von Pont-Aven; vgl. dazu Gordon, *Modern Art exhibitions 1900-1916*, Bd. I, a.a.O., Abb. nr. 229 und 303.

235
Jahrbuch der Bildenden Kunst 1909/10, Jg. VIII, Berlin, 1909, unter »Ankäufe der Galerien«. Vgl. auch *Verzeichnis der Gemälde des Wallraf-Richartz-Museums der Stadt Cöln*, Cöln, 1914, S.412, Kat.nr. 987: »Frauenkopf. 1909 angekauft«. Die Darstellung ähnelt in Duktus und Auffassung eher einem Frauentypus, wie ihn Maurice Denis gezeigt hat (vgl. *La princesse de la tour*, 1894, und *Portrait Marthe sur un fond rouge*, Pastell, um 1894); die Skepsis von Bodelsen, *a.a.O.*, List A, S.28, an der Authentizität erscheint, ebenfalls nur nach älteren Abbildungen zu urteilen, verständlich.

236
Vgl. auch *Verzeichnis der Gemälde des Wallraf-Richartz-Museums der Stadt Cöln*, a.a.O., S.412, Kat.nr.

987a: »Reiter am Meere. Geschenk des Geh. Kommerzienrates Dr. h. c. Emil vom Rath, 1.4.1913«. »Die »Kunst der Lebenden« in den Deutschen Museen«, *Das Kunstblatt*, Jg. IV (1920), H. 7, S.237, verzeichnete: »Frauenkopf« und »Reiter am Meere (Geschenk)«. Vgl. außerdem: *Wallraf-Richartz-Museum der Hansestadt Köln. GemäldeGalerie. Wegweiser und Verzeichnis*, Köln, 1936, S.50, Kat.nr. 1200 *Frauenkopf* und 1202 *Reiter am Strand*.

237
Sicherlich müßte auch dem indirekten Einfluß durch Munch noch weiter nachgegangen werden, wie er bereits im zitierten Kommentar zu den *Tangsammlerinnen* von Schuffenecker (F.[ritz] v.[on] O.[stini], »Französische Künstler im Münchner Kunstverein.«, *Münchner Neueste Nachrichten*, No. 415, Vorabend-Blatt, 6.9.1906: «... interessant sind die etwas an Munch erinnernden Tangsammlerinnen von E. Schuffenecker...«) und in Äußerungen Kirchners zu Munch und Gauguin zur Sprache kommt.

238
Angelica Jawlensky, »The autonomy of colour. The evolution of Jawlensky's Art«, Maria Jawlensky, Lucia Pieroni-Jawlensky and Angelica Jawlensky, *Alexej von Jawlensky*, a. a. o., S.15 und »Biographical outline«, a.a.O., S.36-37.

239
Paula Modersohn-Becker in Briefen und Tagebüchern, a.a.O., vgl. Brief an Herma Becker vom 21.4.1905, a.a.O., S.418, und Anmerkung zu »Gauguin-Collection«, a.a.O., S.556. Den Kommentatoren der Korrespondenz war offensichtlich nicht bekannt, wie das Ehepaar Modersohn-Becker in Paris die Sammlung Fayet sehen konnte (welche noch in Béziers gewähnt wurde). Vgl. Anm. 62, 63.

240
Harry Graf Kessler. Tagebuch eines Weltmannes, a.a.O., S.196.

241
»Gedanken über zeitgemässe und unzeitgemässe Kunst« (»Eine Erwiderung von Max Beckmann«), *Pan* [hier der sogenannte »*kleine Pan*«], Jg. 2, Nr. 17, 1912, S.499-502.

242
Hesse-Frielinghaus, *Karl Ernst Osthaus*, a.a.O., S.165, 168.

243
Adolf Smitmans, »Einklang als Stil«, *Hugo Troendle (1882-1955). Im Lichte Frankreichs*, Ausst.kat. Städt. Galerie Albstadt, 1993, S.8-9; ders., »Hugo Troendle und Jan/Willibrord Verkade«, *Hugo Troendle (1882-1955)*, a.a.O., S.18-20; Heinz Dehmel, »Biographie«, *Hugo Troendle (1882 -1955)*, a.a.O., S.82. Der Zeitpunkt der ersten Begegnung zwischen Troendle und Verkade wird unterschiedlich festgelegt (Dehmel, S.82: Dezember 1906; Smitmans, S.18: Februar 1907). Bei Marcel Guicheteau, »Biographie«, *Paul Sérusier*, Paris, 1976, S.179-180, heißt es jedenfalls, Sérusier sei am 28.11.1907 nach München gefahren, habe Weihnachten und Neujahr in Beuron verbracht und sei am 28. Februar 1908 von München über Hagen und Köln nach Paris zurückgekehrt.

244
Brief an Elisabeth, 14.12.1907, *August Macke, Briefe an Elisabeth und die Freunde*, a.a.O., S.161.

245
Heiderich, *August Macke. Zeichnungen*, a.a.O., S.26. *Volné směry* hieß die seit 1897 erschienene Zeitschrift der tschechischen Künstlervereinigung Mánes, die 1907 Werke von Gauguin nach Prag holte.

246
Ursula Heiderich, »Die Skizzenbücher«, *August Macke. Die Skizzenbücher*, Bd. I, Stuttgart, 1987, S.93.

247
Brief an Maria Franck, zitiert nach Andreas Hüneke (Hg.), *Der Blaue Reiter. Dokumente einer geistigen Bewegung*, Leipzig, 1989 (zitiert nach der Ausgabe 1991), S.52. Der Diezschüler Franz Marc hatte 1903 die Bretagne besucht und sich in einem um 1905 entstandenen, im Duktus flotten, aber ansonsten recht konventionellen *Selbstbildnis in bretonischer Tracht* dargestellt (Hessisches Landesmuseum, Darmstadt). Richard Brettell vermutete einen Einfluß des Gauguinbildes *Le cheval blanc* (W 571) auf Marc: »Sans elle [l'œuvre, PK], il est difficile de concevoir les représentations d'animaux de Franz Marc. Qu'il ait vu ou non le tableau à Paris, il n'a pu manquer de remarquer la reproduction en 1910 dans *Kunst und Künstler* où elle illustrait un article de Maurice Denis (...).«. Zitiert nach Kat. notiz zu *Le cheval blanc* (Kat.nr. 228), *Gauguin*, a.a.O., S.408.

248
»Die neue Malerei und die Künstler«, *Die Aktion*, Nr. 15, 10.4.1912, Sp. 465.

249
Hermann Kesser, »Kuno Amiet«, *Kunst und Künstler*, Jg. IV, H. 5, 8.2.1906, S.185-194 (mit Erwähnung der Zeit in Pont-Aven und dem Hinweis, daß die »günstige öffentliche Resultante dieser Entwicklung [in Pont-Aven, PK] (...) eine Ausstellung im Salon des Indépendants von 93 zu 94« war (S.190) sowie einer Abbildung *Die Spinnerin*, 1893); Hermann Kesser, »Neue Schweizer Kunst«, *Zeitschrift für bildende Kunst*, NF XVI, H. 6, S.149-157.

250
Johannes Jörgensen, »Mogen Ballins Werkstatt«, *Die Kunst*, VI (*Dekorative Kunst*, V), 1902, S.244- 250 (ausschließlich zum kunsthandwerklichen Schaffen).

251
Der Hinweis auf eine Ausstellung 1905 bei Cassirer in Berlin (Artikel von [E. ?] Bender, *Allgemeines Lexikon der Bildenden Künstler* [Thieme-Becker], Bd. 9, Leipzig, 1913) beruht wahrscheinlich auf einer Verwechslung mit einer Ausstellung in der Galerie Eduard Schulte (vgl. dazu Hans Rosenhagen, *Die Kunst für alle*, XX, 1905, S.438), wo Bilder aus Venedig zu sehen waren. Dem im Thieme-Becker ebenso gegebenen Hinweis auf eine Ausstellung im Münchner Kunstverein 1908 müßte noch nachgegangen werden. Die Angaben zu den Gruppenausstellungen 1904 und 1906 werden hier nicht wiederholt.

252
Denis fand mit seinem späteren Werk, das sich weit von Bildern aus dem Pont-Aven der frühen neunziger Jahre entfernt hatte, im Deutschland nach der Jahrhundertwende große Beachtung. Es seien hier nur der Artikel von S.Staudhamer, »Maurice Denis«, *Die Christliche Kunst*, Jg. IV, H. 5, 1.2.1908 (mit einem kurzen Hinweis auf Gauguin und Sérusier) und die Skizze von Rudolf Adelbert Meyer, »Maurice Denis«, *Zeitschrift für Bildende Kunst*, N. F. XVII, S.216-20 (mit einem kurzen Hinweis auf Pont-Aven) genannt.

253
Kunstchronik, NF XXIV, Nr. 34, 25.3.1913, Sp. 494 (ein kleiner, anonymer Nachruf, der alles andere als Begeisterung dokumentiert).

254
Dekorative Kunst, Jg. II, Bd. 4, 1899, S.130 (S.128-132).

255
Henriette Mendelsohn, »Skandinavische Kunst«, *Zeitschrift für bildende Kunst*, NF IX (1898), S.14-21, Teil II: S.35-47; Emil Hannover, »Neuere Strömungen in der dänischen Malerei«, *Zeitschrift für bildende Kunst*, NF XIV (1903), S.299-307; Johan Rohde, »J. F. Willumsen«, *Kunst und Künstler*, Jg. IV, H. 10, 30.6.1906, S.428-438.

256
Das Kunstblatt, 13 (1929), S.32, vor allem aber N.N., »Ein Freund des Vincent van Gogh gestorben«, *Die Weltkunst*, Jg. VIII, Nr. 34, 26.8.1934, S.4 (Nachruf mit kurzem Hinweis auf Pont-Aven und die Volpini-Ausstellung 1889). Diese Angaben erfolgen, obwohl Schuffenecker, wie betont, nur bedingt mit der Schule von Pont-Aven in Verbindung zu bringen ist. Bei der deutschen Wanderausstellung 1906/07 wurde er jedoch der Schule von Pont-Aven zugeordnet. Auch in der dem Kreis um Gauguin gewidmeten umfangreichen Studie *Paul Gauguin et l'Ecole de Pont-Aven* (a.a.O.) von Jaworska fand er mit einem eigenen Kapitel Berücksichtigung.

257
Zu Verkade: In der *Entwickelungsgeschichte*, a.a.O., Bd. I, S.389, Anm.1 (- S.390) hat Meier-Graefe Beuron und Verkade eine ausführliche Anmerkung gewidmet; außerdem ist auf die kurze Würdigung Graf Kesslers im Katalog der Weimarer Gauguin-Ausstellung 1905 – wie zitiert – hinzuweisen. Laut Caroline Boyle-Turner, »Chronologie«, *Jan Verkade. Ein holländischer Schüler Gauguins* [Ausst.kat. Amsterdam / Quimper / Albstadt], Zwolle, 1988, S.183-184, war Verkade bereits 1893/94 in Beuron; 1903 besuchten ihn dort Denis und Sérusier. Im Winter 1906/07 lernte er in München Jawlensky und Troendle kennen. Im Juli 1907 hielt er sich in Aachen auf; er lernte Peter Behrens kennen und traf Thorn-Prikker wieder. Verkades »Erinnerungen an Paul Gauguin«, *Hochland*, Jg. XIX, Bd. I, H. 1, Oktober 1921, stellen leider nur einen Aufguß aus Meier-Graefe und Gauguins Schriften dar. Informationen zu Pont-Aven enthalten sie nicht.

258
Nachdem Gruppenausstellungen in Kristiania, Kopenhagen,

Stockholm und vor allem Brüssel im 19. Jahrhundert Gauguin wiederholt zeigten, begann Mitteleuropa ihn ab 1903 zu entdecken: Wien, Secession (1903, 1905, 1908), Wien, Galerie Miethke (1907), Budapest, Nemzeti Szálon (1907), Prag, Mánes (1907), Moskau (1908), Florenz, Lyceum Club (1910), London, Grafton Galleries (1910) London, Stafford Gallery (1911). Bis auf die Ausstellungen der Wiener Galerie Miethke, des Budapester Nemzeti Szálon und der Londoner Stafford Gallery waren aber jeweils nur einige wenige Werke vertreten (vgl. Gordon, *a.a.O.*). Eine Liste »Expositions« der Gauguin-Ausstellungen und -Ausstellungsbeteiligungen im Katalog der letzten großen Gauguin-Retrospektive (*Gauguin*, a.a.O., S.486-487) enthält viele frühe deutsche Ausstellungen nicht. Aufgeführt sind dort fünfzig Ausstellungen der Jahre 1876-1904 (von denen die meisten in Paris, Kopenhagen und Brüssel stattfanden), bevor auch deutsche Ausstellungen genannt werden: 1905 (Weimar), 1906 (Berlin), 1910 (München) 1912 (Köln) usw. Diese Liste erhebt zwar keinen Anspruch auf Vollständigkeit, weil sie sich nur auf die Exponate der Ausstellung 1989 bezieht, doch wären in ihr andere frühe deutsche Ausstellungen enthalten, wenn diese nicht weitgehend in Vergessenheit geraten wären – so fehlen Hinweise auf deutsche Ausstellungen beispielsweise bei Kat.nr. 30 *Nature morte au profil de Laval*, Kat.nr. 61 *La famille Schuffenecker*, Kat.nr. 84 *Petit breton nu*, Kat.nr. 88 *Le Christ jaune*, Kat.nr. 90 *Christ au jardin des oliviers* und Kat.nr. 107 *Les meules ou Le champ de pommes de terre*. Mit dem hier dargebotenen Überblick dürften sich Akzentverschiebungen ergeben, welche auch die Bewertung die Richard Brettell 1989 – mit Blick auf Frankreich – vornahm, noch verstärken: »Malheureusement, aucune des grandes expositions monographiques consacrées à Gauguin depuis sa mort n'a rendu justice à cette phase prodigieuse [1895-1903, PK] de sa carrière.«; vgl. *Gauguin*, a.a.O., S.378. Kritisch zu lesen ist das Verzeichnis der Ausstellungen von Russell T. Clement, *Paul Gauguin. A Bio-Bibliography*, New York / Westport, Conn. / London, 1991, wo beispielsweise Weimar mit Wien verwechselt wurde.

259
Vgl. zum Schicksal der Bilder aus dem Wallraf-Richartz-Museum, Köln, und des Städels, Frankfurt am Main: Andreas Hüneke, »Spurensuche – Moderne Kunst aus deutschem Museumsbesitz«, *»Entartete Kunst« Das Schicksal der Avantgarde im Nazi-Deutschland*, hrsg. von Stephanie Barron (Ausst.kat. Los Angeles / Berlin), München, 1992, S.124, 132 (Anm.20) und 136 (Abb. 119) sowie Stephanie Barron, »Die Auktion in der Galerie Fischer«, *»Entartete Kunst«*, a.a.O., S.135 und 155.

260
Vgl. Hans F. Schweers, *Gemälde in deutschen Museen*, Teil I, Bd. 2, München / New Providence / London / Paris, 1994 (2. Auflage); *Katalog der Meister des 19. Jahrhunderts in der Hamburger Kunsthalle*, bearbeitet von Eva Maria Krafft und Carl-Wolfgang Schumann, Hamburg, 1969; *Katalog Neuere Meister. 19. und 20. Jahrhundert*, bearbeitet von Jan Lauts und Werner Zimmermann, Karlsruhe, 1971; *Katalog der Gemälde des 19. Jahrhunderts im Wallraf-Richartz-Museum*, bearbeitet von Rolf Andree, Köln, 1964; Hopp, *Impressionisten, Post-Impressionisten und Symbolisten*, a.a.O., unter Inv.nr. 8701, S.110-112. *Malerei und Plastik des 19. Jahrhunderts*, bearbeitet von Christian von Holst, Staatsgalerie Stuttgart, 1982. Jahr der Erwerbung / Besonderheiten: Hamburg: 1961, Karlsruhe: 1964 (aus dem Schweizer Kunsthandel), Köln 1961 (1913/ 14 an der Eröffnungsausstellung der Düssel dorfer Galerie Flechtheim beteiligt), Stuttgart: 1959 (aus der Sammlung Ragnar Moltzan, Oslo). Weitere Quellen: Auskünfte der Museen.

261
Vgl. Anm.217.

262
Quellen wie Anm.260.

263
Die blaue Kaffeekanne war einst in der Sammlung Vollard.

264
Die *Bretonische Landschaft* trägt auf der Rückseite einen Zettel mit der (alten) Aufschrift »Le Vallon de kerlar, Ile de Groix« (sic).

265
Städelsches Kunstinstitut Frankfurt am Main. Die Gemälde des 19. Jahrhunderts, hrsg. von Ernst Holzinger, bearbeitet von Hans-Joachim Ziemke, Frankfurt am Main, 1972. Das Bild wurde 1926 aus der Sammlung von Pauline Kowarzik (1852-1930) erworben.

Auf Anfrage teilte mir Hans-Joachim Ziemke, Frankfurt a. M., mit, die Malerin, Inhaberin eines Kunstsalons und Frau eines Bildhauers, habe auch das heute in Lüttich befindliche Gemälde von Gauguin *L'Enchanteur ou Le Sorcier de Hiva-Oa* (1902, W 616), einst im Frankfurter Städel, besessen. Vgl. den entsprechenden Artikel im *Allgemeinen Lexikon der Bildenden Künstler des XX. Jahrhunderts*, Band 3, Leipzig, 1956, sowie Markus Kersting, Bildnotiz zu Kat.nr. 19 *Aus Tahiti*, »Katalog der ausgestellten Werke«, *ReVision. Die Moderne im Städel 1906-1937*, Ausst. kat. (Städt. Galerie im Städelschen Kunstinstitut, Frankfurt a. M., 1991/92), Frankfurt a. M., 1991, S.126, und Bildnotiz in der »Dokumentation zu den beschlagnahmten Bildern der Städtischen Galerie Frankfurt am Main«, *ReVision*, a.a.O., S.165.

266
Zur *Bretonin auf dem Waschplatz* vgl. Guicheteau, *a.a.O.*, Kat.nr. 16, zu den *Wäscherinnen* vgl. Guicheteau, *a.a.O.*, Kat.nr. 47, sowie Hopp, *Impressionisten, Post-Impressionisten und Symbolisten*, a.a.O., unter Inv.nr. 12221, S.259-260, und Inv.nr. 12222, S.258-259.

267
Vgl. v. a. Anm.231, 232.